増補改訂版

あなたがどこから来たのか わかる本

心臓外科医と探る生命の神秘

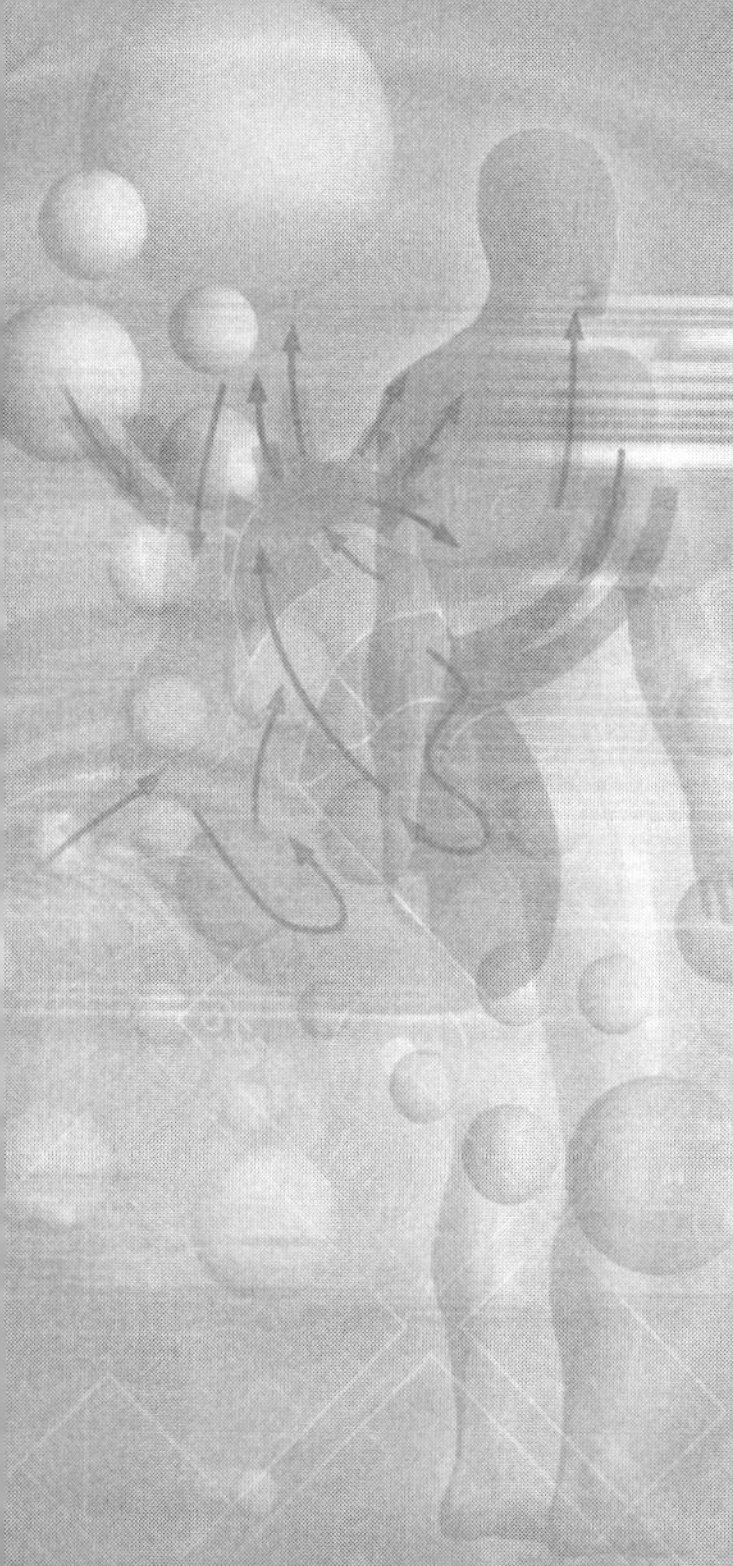

今中和人［著］

いのちのことば社

増補改訂版の発行にあたって

本書が上梓されてから10年が経過しました。古来「10年ひと昔」と言いますが、この10年、皆様にもいろいろな出来事があったことでしょう。私個人も、本書に関係あることだけでも、タイトルをつけてくれた長男は社会人になって巣立ち、2度目の左膝の手術（これがいかに感謝なトラブルであったか記しましたので、ご一読下さい）を受け、2022年末には心臓外科医も大学教授も辞し、長く住んだ東京を離れ出身地へ戻りました。この10年、社会的に最も印象深かったのは長々と続いたコロナウィルス騒動でしょうが、コロナに限らずさまざまな疑惑や不正、世界各地の戦争やテロ、賛成しかねる政策や拡大する貧富の差など、社会の歪みも人々の混迷もどんどん深まっています。専ら途上国対象だったチャリティーは国内向け募金が増え、「子ども食堂」は珍しくもなくなり、うつや不安症が激増して特に若年層では10年で2倍以上だそうです。自死件数も高止まりしています。私たちには信頼できる、揺るぐことのない拠り所が必要です。

日本の人口は急速に減少していて、それは少子化・非婚率の増加のせい、そしてそれらは給与収入や保育園インフラなど経済のせいにされていますが、本当でしょうか？　わが身に照らしても、お金がないから異性を好きにならないとか、保育園がないから子どもを望まないなんて話はなく、他者への無関心、家族の軽視といった人々の内面の変容、もっと言えば崩壊が本質ではないでしょうか？　この趨勢を促進しているのは、一人ひとりの価値や家族制度の価値を尊重しない唯物思想だと思います。私たちはこの怪物に抵抗せねばなりません。

おかげ様で本書の初版はご好評いただき、エッセイ中心の続編を刊行する想定外の要請まで受けました。お買い求めくださった未信者の友人や患者さんからも肯定的評価をいただいてとても感謝でしたし、「サルから進化した」なんて話を信じていない日本人がそこそこいると知って心強く感じました。今回の改訂は、この10年で人体が変わったから修正が必要になったのではなくて、近年のコロナ騒動や誤嚥性肺炎の急増などに関係が深い人体の機能を紹介する3章を加えました。初版同様、それらが誰も介入しない自然現象の結果である可能性があるかどうか、各自の論理的思考をお楽しみいただき、そして何よりご自分がいかに素晴らしい身体を持っているのかを知って喜んでいただければ幸いです。

2024年4月

今中和人

推薦の言葉

心臓外科医の今中和人先生が、非常に興味深い内容の本を書かれました。ゲラ段階の原稿を読ませていただき、その着眼点のすばらしさに感銘を受けました。読後の感想を、「あ・い・う・え・お」でまとめてみます。

あ この本には「愛」があります。時には専門的な情報も出てきますが、その根底に「愛」が流れていますので、安心して読み進むことができます。不思議な本です。

い この本には「怒り」があります。その「怒り」は、「愛」に裏打ちされた「怒り」です。それゆえ、心地よいのです。考えてみれば、怒りのない愛などあり得ないのです。著者が感じておられる「怒り」（恐らく無意識的でしょうが）とは、真理をはばんでいる得体のしれない闇の力に対する「怒り」だと感じました。

う この本には「うめき」があります。この「うめき」は、「愛」と「怒り」から発するもので、いわば「預言者のうめき」、「伝道者のうめき」とも呼べるものです。『あなたがどこから来たのかわかる本』というタイトル自体が、この「うめき」のほとばしりのように感じます。

え　この本には「円熟」があります。それは、心臓外科医としての「円熟」です。それゆえ読者は、著者が紹介する臨床事例を、まるでドラマでも観ているかのような感覚で楽しむことができます。専門医としての「円熟」がそのまま、本書の内容の信頼性につながっています。

お　この本には「驚き」があります。それは、人体の驚異に対する「驚き」です。また、人間存在の背後に創造主がおられるという主張への「驚き」です。もっと若い時に、このような本を読みたかったというのが実感です。

この本を心から推薦します。特に、人生の方向性を模索している青年たちに、読んでいただきたいと思います。

２０１３年10月

ハーベスト・タイム・ミニストリーズ代表　中川　健一

はじめに

私は現役の心臓外科医です。心臓外科は生命のかけがえのなさを常時「肌で感じる」ような仕事ですが、「その貴重な生命はいかにして地上に誕生したのか」といえば、純粋に自然現象で誰の介入もなかったか、何者かがそれを導いたかのいずれかです。

大多数の日本人は前者の「進化」が正しいと教えられ、信じています。でも、もし後者が正しければ、生命を造られた方が存在することになります。


現代は「科学万能の時代」といわれています。人々は程度の差こそあれ論理的に思考し、自分の頭で理解できることはスムーズに受け入れる一方、論理的に納得できないと判断するや否や、「非科学的・ナンセンス」と拒絶・否定しがちです。

私はまさにその典型でした。私は一般的な日本の教育を受けて育ち、「人間を含むあらゆる生命は進化によってできた」と幼いころから教えられ、自分で確認はしないものの、そのまま信じていましたから、「人間を含む万物を神がお造りになった」という聖書の記述には激しい違和感がありました。

私は20歳ごろまで「イエスが名前でキリストは名字？」というぐらい、キリスト教について極端に無知でしたが、自分なりに悩み考え、医学部卒業後ほどなく洗礼を受けました。

でもその後も、生命の起源に関する進化と創造の2説が基本的に相容れないという問題については、真剣に検討などすることなく「『出だしはわかりませんが、いつからか人間がいました』では格好がつかないので、聖書の冒頭にはやむをえずお伽噺《とぎばなし》が書かれている」と信じていましたし、外科医として直接患者さんの体に触れながらも10年以上、仕事を通して生命の起源を考えることはありませんでした。

しかし、ある講演のご依頼を契機に「この構造やこの機能はいかにして獲得されたのか」ということを念頭に人体を見るようになりました。本書では、その観点からさまざまな人体の機能を分析してご紹介してゆきます。


日本の多くの方が、自分が何のために存在しているのか、何を目的に生きればいいのか、そもそも自分はなぜいるのかわからず、心の奥に空しさや悩みを抱えているように見えますし、社会で起こるさまざまな問題も、大なり小なり、そんな日本人の心を反映しているように思います。

読者の皆様に生命の真実を知っていただき、また誰も介入しない純粋な自然現象によって生命が出現した可能性があるかどうか、各自の論理的思考をお楽しみいただき、そして何よりご自分がいかに素晴らしい身体を持っているのかを知って喜んでいただければ幸いです。

科学的な議論より、まず要点を知りたい、という方は、章の間の線で囲まれた文章を優先的に読まれることをお勧めします。

私が仕事を通じて知りえた事実をお分かちすることが、何らかのお役に立てることを願ってやみません。

今中和人

2013年10月

目次

装丁　長尾　優
挿画　水村光宏

第1章 超特急は終日稼働——刺激伝導系

そのとき、私は救急部にいました。

「この方、昼過ぎにスポーツジムで運動中に心肺停止で倒れたんですよね。でも運がいいっていうか、インストラクターは蘇生術なんかも勉強してますから、すぐに数人がかりでAEDとか心肺蘇生やってくれて、救急車で運ばれて来たわりには落ち着いてるんです。ただ、今も不整脈は結構パラパラ出ましてね……」

「ふぅーん、まだ30代なんだ。もともと不整脈持ちかなぁ」と、私。

循環器内科の先生も見えていて、

「まだ若いんですけど、あれこれ心筋梗塞っぽいんで、これから心臓カテーテル検査やろうと思うんです。途中で不整脈で大荒れになったら、ヘルプお願いしますね」

「ちょっと、やめてよ！　こんな大きな人、急変したらタイヘンだよ。いつもどおり、

スムーズなカテーテル検査をお願いしますよ……」

心臓は筋肉の収縮によって血液を全身に送り出していますが、その血液の量は1分間に約5リットル、つまり、500ミリリットルのペットボトルにして10本分に相当します。これは1時間でペットボトル600本、1日では約15,000本（！）です。

最近はお水でもお茶でも、簡単には違いもわからないほどいろいろなペットボトル飲料がありますが、仮に50種類を各30本ずつ用意しても1,500本ですから、そのまた10倍。どれぐらいの量なのか、普通の人には見当がつかないほど、ではないでしょうか。

ところが、この驚くような数字ですら実は「安静時」。激しい運動時は、そのまた5倍にもなります。この想像を絶する圧倒的パワーは、まさに生命の源と呼ぶにふさわしい、と言えましょう。

多くの方がご存知のように、心臓は心筋という特別な筋肉でできており、この仕事を聞くと「マッチョ」な大男を連想しますが、体に血液を送る左心室の大きさは握りこぶし1つ程度しかありません。にわかには信じ難い、この桁違いの仕事ぶりの最大の秘訣は「全体が同期して働くこと」です。

元祖！　24時間年中無休

これをお読みの方で「イヤー実は私の心臓、土曜は午前中だけでして……」という方は１人もおられません。とくに脳が酸素欠乏に弱く、心臓が止まると10秒もすれば意識は薄れ、５分間適切に処置されないと深刻な脳障害に陥ります。昨日とさほど変わらない今日を迎えられたのは、休日どころか眠っている間も心臓が働き続けてくれるおかげですね。

私たちの心臓は毎分60～90回うつ（拍動する、という）のが正常ですが、スポーツマンが50回前後とか、睡眠中は40回台などはよくある話です。でも、ゆっくりすぎるように思える40回でも１・５秒に１回は働くのですから、まさに心臓は「世にある限り休みなし」。

この抜群の勤勉さに感謝して、ここで終わってもいいぐらいですが、もちろんハナシはこれから。

この不眠不休の機能が「自動能」です。自動能を持たない心臓では生存不能ですから、自動能は後日獲得したのではなく、「最初から」心臓に備わっていたはずですが、自動能をはじめとする心臓の機能は、「あって当然」どころか途方もない傑作なのです。

韋駄天《いだてん》内蔵の電化製品

「心臓は電化製品です」と聞いて、売り場に陳列された心臓を想像すると（笑ってしまうかゾッとするかはともかく）かなり違和感があるでしょうが、事実、心臓は電気刺激で動いています。

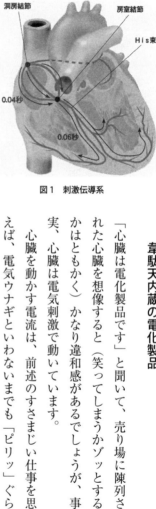

心臓を動かす電流は、前述のすさまじい仕事を思えば、電気ウナギといわないまでも「ピリッ」ぐらいは来そうな気がしますが、実は刺激発生部の電圧は100ミリボルト未満で、乾電池の20分の1程度。あまりに微弱で、これじゃあ豆電球もつきません。

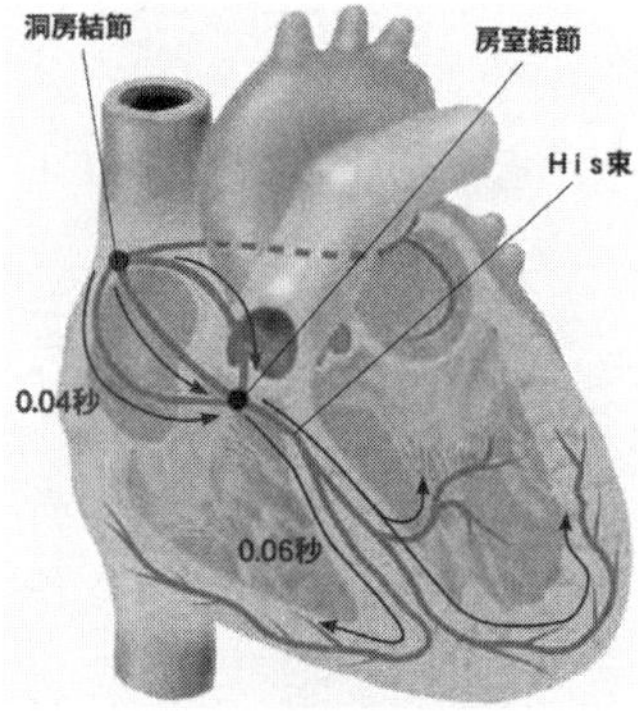

図1　刺激伝導系

ただし「そんな弱々しい電気で、あんな仕事をするなんて！」というのは、さすがに早合点。この電気は心臓のパワーの源ではなくて、仕事の号令です。パワーの源についてはいずれご紹介するとして、今回はこの号令のことを考えてみましょう。

号令である電気刺激の司令塔は、心房にある「洞房結節《どうぼうけっせつ》」。さらに心臓内には、素晴らしいスピードで電気を伝える「刺激伝導系」という伝令役の組織が張り巡らされています

(図1)。この組織は、筋肉系でありながら心臓の収縮にはほとんど関与しないかわり、電気を伝えることにかけては滅法速い、韋駄天《いだてん》のような組織です。刺激は心房を0・04秒、心室を0・06秒とまさに「電光石火」に駆け抜けてほぼ同時に全体に到達し、心臓が同期して収縮するようになっています。

「張り巡らされている」といっても、厳密には心筋細胞1つ1つに刺激伝導系が分布しているわけではありませんが、心筋は例えて言えば壁に大穴があいた長屋のような状態。細胞同士が体じゅう他のどこにもありえないほど密に連携し、1つの細胞に届いた刺激は瞬時(0・03秒)[注1]に周囲に広がります。

おまけに心筋細胞は恐るべき力持ちで、何百万という心筋細胞の同期収縮は、アラブの春などの民衆蜂起などメじゃない、軍隊の一斉砲撃のようなイメージです。その号令が1分間に70~80回、1日にすると10万回も、休みなくかかるおかげで私たちは生きています、そんなこととはつゆ知らずに。

以上から明らかなように、電光石火だからこそ心臓はすさまじいほど働けるのです。かつてはこの刺激がのんびり伝わっていたとすると、心臓(心室)の部位によって収縮のタイミングがずれ、収縮している部分がある一方で弛緩《しかん》している部分もある状態になります。心臓の仕事効率は極端に低下し、繁殖どころか安定生存も困難だったでしょう。

でも、妥当でしょうか——刺激伝導系の高速伝達機能や心筋細胞間の無類に密な連携が「最初から」「体のここだけに」無作為に備わるだろう、と考えるのは。

心臓カテーテル検査は無事終わりましたが、若くて太ってもいないのに重症の狭心症が判明しました。カテーテル治療なんて全く不適で、我々外科医の出番のようです。

「やっぱり独身男性は、食生活とかがイマイチなのかなぁ……」

薬の治療で不整脈は減ってきているから、今すぐ手術室に行かなくてもよさそうですが、出だしが心肺停止と穏やかではないので一両日中にも手術することにして、中部地方から駆けつけたというご両親の待つ説明室に向かいました。初対面のご挨拶もそこそこに、

「このたびはとんだご迷惑をおかけしてすみません。息子は仕事・仕事って、電話ばっかりで何年も帰って来てないんで、私ら、あの子の健康状態とかはわからないんですけど、ずいぶん悪いんですか」

「いや、もう面会なさったと思いますけど、とりあえず元気は元気です。ただ、検査で重症の狭心症が見つかって、これは早めに手術したほうがよさそうなんですよ。もちろん、安定した状態でやれば、100%とはいわないまでも、そんなに危険な手術じゃありま

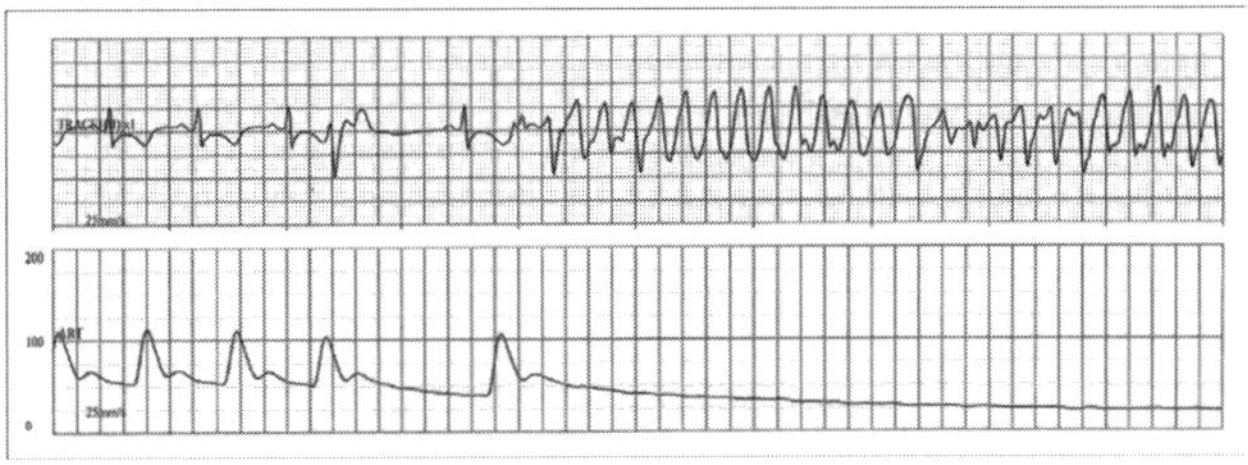

図２　心室細動（上段：心電図、下段：血圧）

せん」

　患者さんのお父さんが答えます。

「私も地元で狭心症って言われてるんですよ。何でも、息子は一度心臓が止まったって聞きましたけど、狭心症って心臓が止まることあるんですか？」

「関係はありますけど、直接的には『心室細動』っていう怖い不整脈が出たんです」

「あぁ、私、その不整脈も言われてます」

「えーとそれは多分『心房細動』でしょうね。今回の彼のは『心室細動』です」

「『心室細動』……ですか」

既定路線のみ

　もし刺激伝達は速いのだけが取り柄で、電気刺激が落雷のように四方八方に伝わると、号令がバラバラに伝わるので心筋もバラバラに収縮することになります。全く統制なく個々の心筋が収縮するこの「心室細動」という状態（図2）は、心臓としての機能を完全に失った、一刻を争う緊急事態です。心房で発生した電気刺激が自由に心室に伝わってしまうと、この心室細動やそれに準じる致死的不整脈が頻発して、生存不可能です。

でも実は心房—心室間は、お母さんのおなかの中の胎児期早期に、「房室結節」とそれに続く「His《ヒス》束」というごく小さな1点以外は電気的に遮断されるのです。そのため、心房から発した電気刺激は直接心室に伝わらないで一旦房室結節に集約され、そこから必ずHis束を通って心室に至り、そのあとは電光石火に各方面に伝導されます。そのおかげで致死的不整脈の頻発どころか一糸乱れぬ同期が実現します。

絶妙！　ですが、この心房—心室間の遮断は、成人で言えば手のひらより少し狭いくらいの面積（弁の面積も含む）をすべて遮断する一方、マッチ棒2、3本分ほどのHis束だけは必ず残す、という徹底的かつ極度に厳密な現象。His束以外にたった1箇所伝導路が残っただけで、WPW症候群という不整脈疾患（実害はないこともある）になり、何箇所も残ったりすれば破滅的です。

この遮断範囲が段階的に広がったのなら、その前段階の生物は致命的な不整脈と四六時中隣り合わせで、安定して生存できません。もともとは心房↔心室間は全部遮断されていたが後にHis束が開通するようになったのなら、前段階の生物は極端な徐脈のため（後述）胎児期か出生直後には全滅でしょう。一方、純粋な自然現象で「最初から」完成していたという説明も、このメカニズムの複雑さ・厳密さ・巧妙さを思えば無理がありすぎます。


「息子は最近よく聞くAEDっていうので持ち直したんですってね」

「そうです。AEDは強い電気刺激で心室細動から回復させる装置です」

「これまでも時々、その心室細動になってたんでしょうか」

「致命的な不整脈ですから、たぶんそんなことないでしょう。さっきの話は、もし遮断されてなかったらっていう架空の話で、実際には遮断されるから、そうは心室細動になりません。ただ、そんな厳密な遮断は勝手には起こらないだろう、ということです。息子さんに心室細動が起きた件は、これからお話しすることが関係していると思うんです」

ひとり時間差

収縮の号令が刺激伝導系の速さにまかせて心房→心室と一気に駆け抜けると、全部足しても０・１秒。「スゴい！」と言いたいところですが、実は「マズい！」。これでは心房と心室がほぼ同時に収縮することになり、折角心房が収縮しても、はるかに強力な心室も収縮して

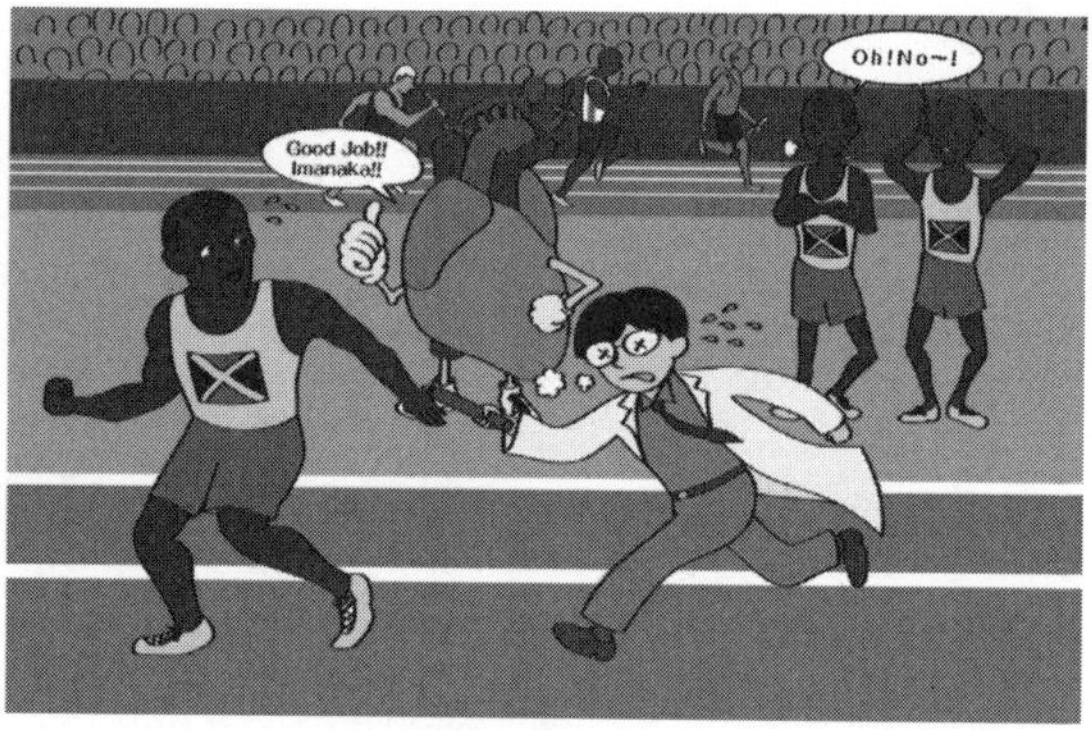

いるので心房の収縮は無駄になってしまう！　ところですが、実は一気には伝わりません。いったん電気が集約する房室結節だけは、伝導スピードが20分の1から30分の1と極端に遅いため、心房より0・1～0・15秒ほど遅れて心室が収縮するのです。

これは、なぜか私がジャマイカ代表リレーチームの第2走者を務めるようなハナシで、陸上競技なら大ブーイングですが、刺激伝導系では大喝采！

この絶妙な遅れのおかげで、心房の収縮の恩恵をフルに受ける心室は、場合によっては2割増し程度の高い効率を実現します。

この合目的すぎる「ひとり時間差」。なぜ、電光石火のシステムにあって中間のここだけ、それも、すべての刺激が集まるここだけ格段に遅いのか、遅さの恩恵まで含めて考えると呆れるほど巧妙で、あまりにも不自然です。

2重3重のバックアップ

洞房結節が心臓リズムの司令塔ですが、ここが何らかの理由で機能を失っても、心臓は停止しません。洞房結節がダメになるとその下位の房室結節が、そこもダメになると今度はその下位のHis束が、それもダメになるとその下位がリズムを司る、と生まれながらにして2重3重のバックアップ機構が備わり、心臓がいたずらに停止しないようになっているのです。

これは心筋系の細胞は自ら発電する「自動能」を持っているためで、それだけでも大変驚くべきことですが、もっと驚くのは各部位で「設定サイクル」が異なること。上位ほど早く、下位に来るほど遅く設定されているため、上位の組織が正常に機能して刺激を送っている間は、もともと設定の低い下位の電気的活動は抑制されて、心臓は刺激が入り乱れることなく上位のリズムで拍動を続けますが、上位からの刺激が途絶えると下位の組織がリズムをつかさどって、引き続き拍動するようになっているのです。[注2]

組織にとって指揮系統は必須であり、社長と部長と課長が異なる指示を出せば、現場はパニック。刺激伝導系の各部位の設定サイクルが同程度なら、刺激が入り乱れて心室細動などの深刻な不整脈が起き、下位のサイクルのほうが早ければ心房と心室のタイミングが合わず、

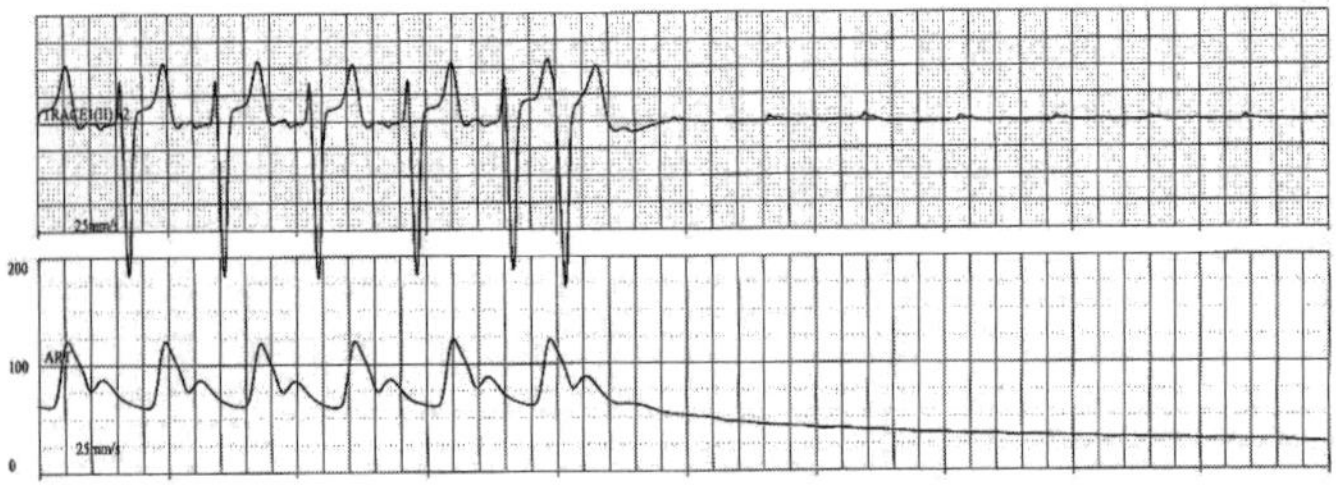

図3　バックアップがかからないと……

心臓の仕事効率はガタ落ちですから、このシステムを試行錯誤しながら作るなんてハナシでは、完成前に全滅すること請け合いです。

おまけに設定サイクルは何重にもズレて厳重なバックアップを生じている、こんな「できすぎ」が無作為な現象の積み重ねで構築されるでしょうか。

このバックアップ機能がないと、バタバタと突然死することは図3を見れば一目瞭然で、こんなことがときおり起こるような段階の生物は生き残れません。

つまり刺激の確実な伝達もバックアップ機能も死活問題で、徐々に完成したとは考え難いのです。「自然現象なんてありえない」と、このシステム自身が雄弁に物語っているようです。

「息子は刺激が入り乱れてパニックになったってことですか」

「そうです。彼の場合は設定サイクル云々じゃなくて、重症の狭心症で心臓が困っていて、指揮系統を乱す悪いタイミングで不整脈が出たと思われるんです。だから、また起きる前にバイパス手術をして、血流不足を改善してあげたいんですね」

「それで『急いで』とおっしゃったんですね。わかりました。ぜひお願いします」

その後、ご本人にもベッドサイドでご説明し、翌日、バイパス手術が無事行われました。

すべてがセット

生命は、誰も介入しない自然現象の結果として存在しているのか、何者かがそれを導いたのかのいずれかです。ここまで見てきた機能は、無作為に、しかも極端な長時間をかけて完成した可能性があるでしょうか。

心臓手術を通して、世間で当然のように受け止められている人体の機能の多くが、実は驚きを超えて感動的な現象であることに気づかされます。

たとえば個々の心筋がバラバラに収縮する心室細動では、心臓としての機能は全く果たせません。心筋細胞だけがどれほど優秀でも、秩序だった号令がなければ、換言すると刺激伝導系がなければ心臓は全く機能しないのです。

一方、刺激伝導系だけがいかに優秀でも、五月雨《さみだれ》式とか弱々しく動く心筋細胞では心臓の機能を果たせませんし、そもそも心臓が動くために自動能が必須です。しかも、ちょくちょく止まる自動能、のんびり伝わるとか号令が入り乱れる刺激伝導系でも全然ダメで、着実な自動能・優秀な刺激伝導系・優秀な心筋細胞を、最初からすべて持たない生物は、他の生物に駆逐されるとかいう以前に生存が困難。つまり、段階的な獲得や向上という考えは、現物＝事実に根本的に反しているのです。

「心筋系の細胞は自動能を持つ」と、当然のように書きました。人体の中で自動的に放電を繰り返すのは心臓と胃腸ぐらいですが、いかにして自動能を獲得するのか、まだまだ研究途上。未熟な細胞を心筋系に導く研究もされていますが、少なくとも現時点では「不成功ではない」というレベルの効率ですし、そんなこと以上に、系統立った組織が作られてゆくことは、バラバラの細胞（の一部）が自動能を呈することとはかけ離れた次元の現象です。

1つの細胞に始まる胎児の中で、特定部分の細胞のみが自動能を獲得し、[注3] 相互に関連しつつ数々の驚嘆すべきメカニズムを持つ刺激伝導システムが構築される、その神秘は万人を感動させるに足るものです。検証した機能の整合性や複雑性と生命が必要とするものと照らし合わせるとき、その成り立ちをどう理解するのが合理的でしょうか。

注１　正確には「心室０・０６秒」のうち、刺激伝導系はわずか０・０３秒で、接する心筋細胞同士に刺激が広がるのにさらに０・０３秒かかります。
注２　ただし房室結節以下の心拍数は、アクティブに生活してゆくには遅すぎます。
注３　もちろん、関係する遺伝子の活性化によるとしても、ポイントは「なぜそれが起きるようになっているのか」です。蛍光灯が勝手に点灯したと言えば笑われてしまいますよね。メカニズムがあることと、それが起こることとは次元が違うのです。

ミミズの心臓と科学的センス

物知りな方の中には、「ミミズやゴカイなどの環形動物では、血管の何箇所かがポンプの役目を果たし、本格的な心臓がなくてもちゃーんと循環が成立している。つまり、現在のヒトの心臓のような高度な機能が最初から必要だったわけではない」と思う方がおられるかもしれません。

たしかに循環が成立していますが、環形動物、あるいはもっと未分化な状態から、ここまで見てきた高機能な心臓に長時間をかけて段階的に進化した可能性があるのでしょうか。体全体のニーズと歩調を取りつつ、内臓各所が機能を向上させることを、「まぁ、何とかなったんじゃないの？　どこかに証拠、あるんでしょ？」とか、漠然と思っていませんか。

生物は、心臓はすごいが血管はない、とか、血管はできたが血液が泥みたい、血液はできたが酸素は取り込めない、などの状態（あるいはその逆も）がしばらく続いては安定生存不能です。

画期的な機能の向上は、優れた機能を司る遺伝子が用意されなければ実現しませんから、歩調を取りながら各所が機能を向上させたということは、もちろん1つなんかじゃなくて多種多様な高機能用の遺伝子が、相互に歩調がとれた内容で準備され、おまけに当分は不活性化しておいて、ある時点で待ち構えたように一斉にスイッチ・オン！　という現象を「正確に」「繰り返した」ことになります。

それは「最初から持っていた」のに勝るとも劣らぬ、無作為には起こるべくもない現象です。しかも高機能用の遺伝子は、何かが起こる前に先を見越したかのように用意されたわけで、「未熟から成熟へ」というストーリー展開とは裏腹に、発展途上の生物は遺伝子的に恐ろしく成熟していたことになります。そんなことを信じるのは、もちろん、極端に非合理的ですね。

数学の問題と着眼

数学の問題で、補助線など着眼が良いとスンナリきれいに解けるのに、着眼が悪いためにも多くのことを検討することになり、シラミつぶしで取り組んだ挙句どんどん迷宮に入り、結局、時間切れで正解にたどり着かない、あとで模範解答を見て、あまりの鮮やかさに唖然とする、という経験のある方は多いのではないでしょうか。センスのあるなし、とも言いますね。

私は人体の素晴らしさについて、人々にお話をすることがあります。例えば心臓のいくつかの部分について、いかに良くできているのか、いかに多数の要因がそろって初めて機能するのかをお話しし、それらが段階的に向上してきたと仮定すると、完成前の状態では生存不可能なので、段階的な向上、つまり「進化」はありえないと考えられると言うと、「他の生物はどうなっているか」と執拗に聞いてくる人が時々います。

これはセンスのある質問でしょうか。

生物間の直接的関係、つまり進化が起きたと信じ、それを証明すべくシラミつぶしで生物や化石を検討し、しばしば聞いたこともないような生物まで持ち出して、「このように進化した可能性がある」「あの生物とこの生物は意外に近縁である」などの仮説を出したあたりで、たいてい、その人の人生は時間切れになります。

その仮説を証明すべく次の世代が奮闘しますが、どんどん迷宮に入り結論にたどり着きません。これが生物間を比較する研究の典型で、センスのない数学の解き方とソックリです。着眼を変える必要がありませんか。

もしあなたが同じように、他の生物はどうなのか気になるなら、あえて卑近な例で考えてみましょう。財布を出してみてください。あなたの財布と私の財布にはさまざまな

共通点があります。長財布と小銭入れでは、「お金を持ち運ぶ」という役割は共通でもあまり似ていません。注

でも、もしかしたらよく似た財布かもしれません。似ている財布どうしに直接の関係があるでしょうか。それとも別個に入手しましたか。言うまでもなく、別個に入手したのです。

似ている生物どうしに直接の関係があるでしょうか。その可能性もありますが、別個に存在している可能性もあるのです。生命はどこから来たのか、という難問を前に、生物どうしを比較するシラミつぶしで迷宮に入るのではなく、現在の優秀な機能が段階的に向上してきた可能性があるかどうか、に着眼すべきではないでしょうか。

私たちは「進化の証拠」をいろいろ教わりましたが、そのうち1つでもご自身で確かめましたか。実はそれらがどれも誤りか極端に疑わしいことは、専門家の間では常識です。大多数の日本人は進化は証明された事実だと思っていますが、捏造あり誤認ありで驚くほど証拠らしい証拠がなく、進化論者は今も証拠を探し求めていることを一般人は知りません。報道制作者も教師の多くも、そういう一般人です。

専門家がとっくの昔に捨て去った説を、そうとは知らない一般人が信じ続けて制作し

た記事や番組が後を絶たず、リアルな動画やイラストを駆使して、結果的に人々を誤りに再誘導しています。こうなってくると専門家も、意見を求められでもしないかぎり、わざわざ「疑わしいです、間違ってます」と声を上げにくく、かくして良き視聴者、良き生徒たちは、おかしなことを教え込まれ続けているのです。ちなみに制作者も教師も、同様に被害者です。

証拠がない理由を説明するため、跳躍進化説とか変異の中立説とかいろいろ案出されました。証拠がないわけですから証明も反証も困難で、何だかもっともらしいし迷宮入り効果は絶大ですが、結局のところ「共通点があるから関係あるはずだ。進化したはずだ」と直感的に決めつけたうえでの推論にすぎません。ろくな科学的根拠はないのです。

数学の問題ならセンスがなくても落第がせいぜいで、やり直しがききます。でも、進化論は造り主の介入を排除する考え方なので、無神論と無神論的人生観に直結しています。その姿勢で神なき一生を終える前に、センスのない研究成果に振り回されていることと、「進化は事実」という前提の疑わしさに気づいていただきたいのです。

注　生物で言えば、ミミズの循環とヒトの心臓の循環の関係などは、これに当たります。

ペースメーカーのこと

残念ながら、驚異的な刺激伝導系の機能も低下してくることがあり、特に洞房結節から発する号令が心室に伝わらなくなって非常に遅い脈になる房室ブロックは治療が必要です。

心臓は電気の刺激で拍動しているので、人為的にその電気刺激を送って対処する医療器具がペースメーカーです。

従来型のペースメーカーは電気刺激を起こす電池（ジェネレーター）と、その電気を心臓に送る30センチ内外の送電線（リード）からなり、典型的には肩口の皮下に電池をうめ込み、そこから静脈を通して心臓までリードを到達させます（図4）。この治療を受けた知人や親戚がいる方もおられるかもしれません。

昨今のペースメーカーは非常に高性能ですが、もちろん、最初からこれほど高性能だったのではありません。治療のために最低限必要なのは、血液を送り出す心室が一定以上の回数うつ（拍動する）ことであり、

(1)　初期のモデルは心室のみにリードを1本留置して、心室を設定回数で拍動させる

ものでした。もちろん、コトはそれほど単純ではなく、患者自身の脈が出たときはそれを察知して刺激を控えるプログラムやシステムの開発も必要でした。

この治療で多くの患者さんが大いに助かりましたが、これでは心房と心室の歩調は全く合いませんから、本来の心臓と比べるとずいぶん仕事効率が劣ります。

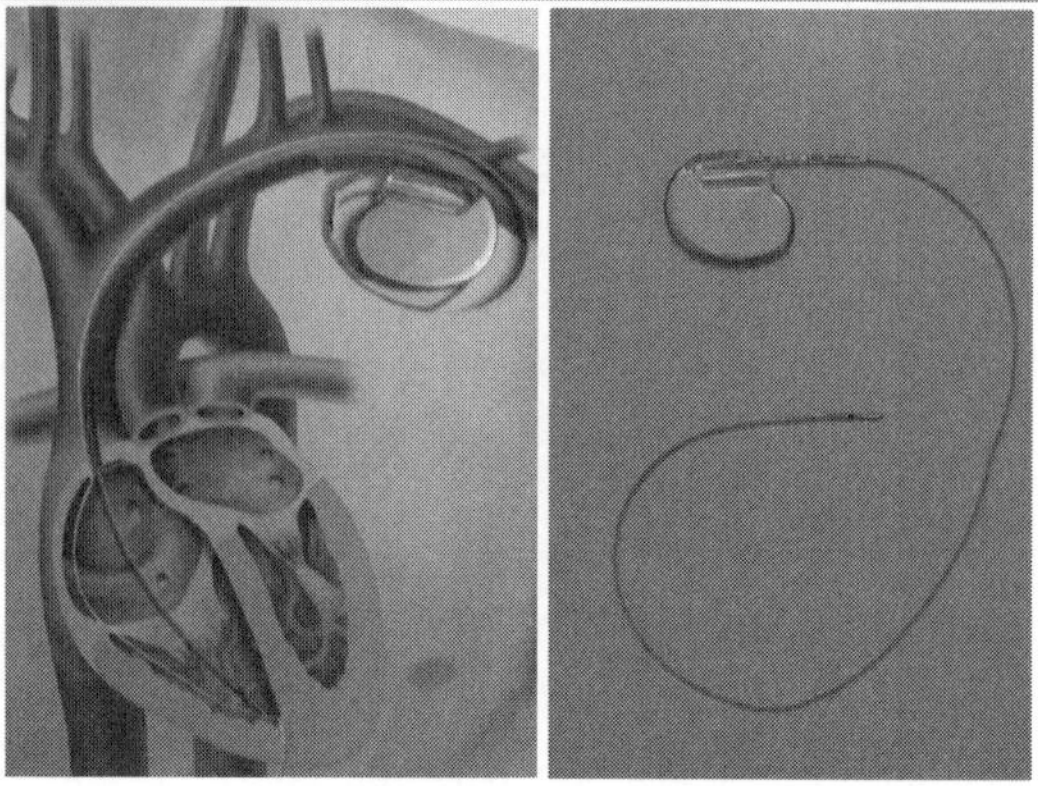

図4　ペースメーカー

(2)　そこで開発されたのが心房と心室の2箇所にリードを留置し、少しタイミングをずらして刺激を送るモデルです。これは多く利点のある大進歩ですが、なお問題なのは脈拍数。

私たちの心臓は、運動時には体の必要に応じて脈拍を増やして血液を多く送り、安静時や睡眠中は脈拍が落ち着いて穏やかに過ごせているわけです。ところがペースメーカーで一定の脈拍、例えば毎分80回と設定されて、忙しく働いているときも80回、安静時にも人為的に80回、というのでは、活動が制限されたり、動悸で入眠できなかったりします。

(3)　そこで体の動きを感知して自動的に脈拍数を上下させる機能が開発され、患者さんはちょっとしたスポーツも楽しめるようになりました。

(4)　ところがわかってきたことが、心室の1箇所だけから電気刺激を送った場合、本来の刺激伝導系と異なるルートで刺激が伝わるので、わずかとはいえどうしても時間がかかり、全体がほぼ同時に収縮する、という本来の収縮様式に比べるとかなり仕事効率が劣ることです。

もともとの心機能が良い患者さんはそれでも十分やってゆけますが、心機能が悪い方の場合に心室にも2箇所、右心室と左心室にリードを入れて同期して刺激することで、時々入院治療が必要だった状態から脱却できた、というような活用がされています。

それでもなお、電気の伝わり方が本来とは異なるために心室の収縮の仕方も変わって心臓内の弁が漏れることがある（特に元々漏れがある方で）、バッテリー消耗のために5～10年ごとに電池交換の手術が必要である、などの問題もありますが、目ぼしい機能だけでも前述のようにいろいろと進歩してきたわけです。

年余にわたり留置されるリードにも、さまざまな要求があります。無論、進歩は関係者のたゆまぬ努力や研究の賜物であって勝手に起こったわけがなく、機能面の問題のほかにも、素材の問題、小型化の問題、耐久性の問題など、私たちは多くの敬服すべき工夫や努力の恩恵を受けています。ましてペースメーカーの挿入には手術が必要で、リードを留置する位置だってどこでもよいわけではなく、慎重に選択されねばなりません。

自分がペースメーカー患者でなくても、思わず「おかげさま」と言いたくなるたいへんな努力を見聞きする一方で、上述の改善点を完備しているばかりか、ペースメーカーがなお及ばない抜群に優秀かつ巧妙な刺激伝導系を自分が持っていることについては、「自然にできた」「無数の可能性の中で」などと、段階的完成が考え難いにもかかわらず言っているとしたら……違和感が湧き起こってきませんか。

第2章
激変に備えよ！——心房中隔

心臓外科の治療対象のひとつは先天性心疾患です。心臓の中に穴が開いている、狭い部分がある、といったものから、さまざまな異常が併存する複雑な状態まで実にバリエーション豊富ですが、いずれにせよ先天性といえば「子供の病気」のイメージかもしれません。

ある日の心臓外科外来に、工務店の親方に付き添われて20歳前後の青年が紹介されてきました。緊張も手伝ってか、伏し目がちにボソボソと、

「健診受けたら、異常があるから診てもらえってことになって、近所の病院に行ったら、これは先天性の病気で手術するしかないから、って言われたんスよね。たしかに最近、ちょっと胸苦しいかなってときもあるんスけど……」

聴診すると、弱いながらに心雑音も聞こえます。親方が横から心配そうに、

「私はこの子の親代わりみたいなものなんですけどね、手術すれば大丈夫っていうか、治るんですか。それにもう大人なのに、生まれつきの心臓病なんてあるんですかね。その心房何とかって、何でそんな病気になっちゃうんです？」

「もっともな疑問ですけど、心房中隔欠損って、極端に珍しい病気じゃないんですよね。何でなっちゃうかを説明しだすと、かなり複雑な話になるけど、聞きます？」

どうやら近所の病院では、十分には説明を聞けなかったようです。これは絵を描きながら話したほうがいいだろう……私は紙を取り出しました。

ハナシが違う！

哺乳類の心臓は、体から戻ってきた血液を肺に送る「右心系（右心房・右心室・肺動脈）」と、肺から戻ってきた血液を体に送る「左心系（左心房・左心室・大動脈）」に分かれます。肺で取り込んだ酸素を豊富に含んだ血液は、肺から心臓（左心房）に戻り、左心室・大動脈と送られ、動脈を通って体の隅々にまで流れて組織に酸素を届けます。

何事も、使ってしまうと手許が寂しくなるのは世の定め。酸素を組織に与えて残量が少なくなった血液が、静脈を通って心臓（右心房）に戻ってきます。この酸素不足の静脈の血液は右心室・肺動脈を通って肺に送られ、肺で酸素を取り込んで左心系に戻ってきて、また動

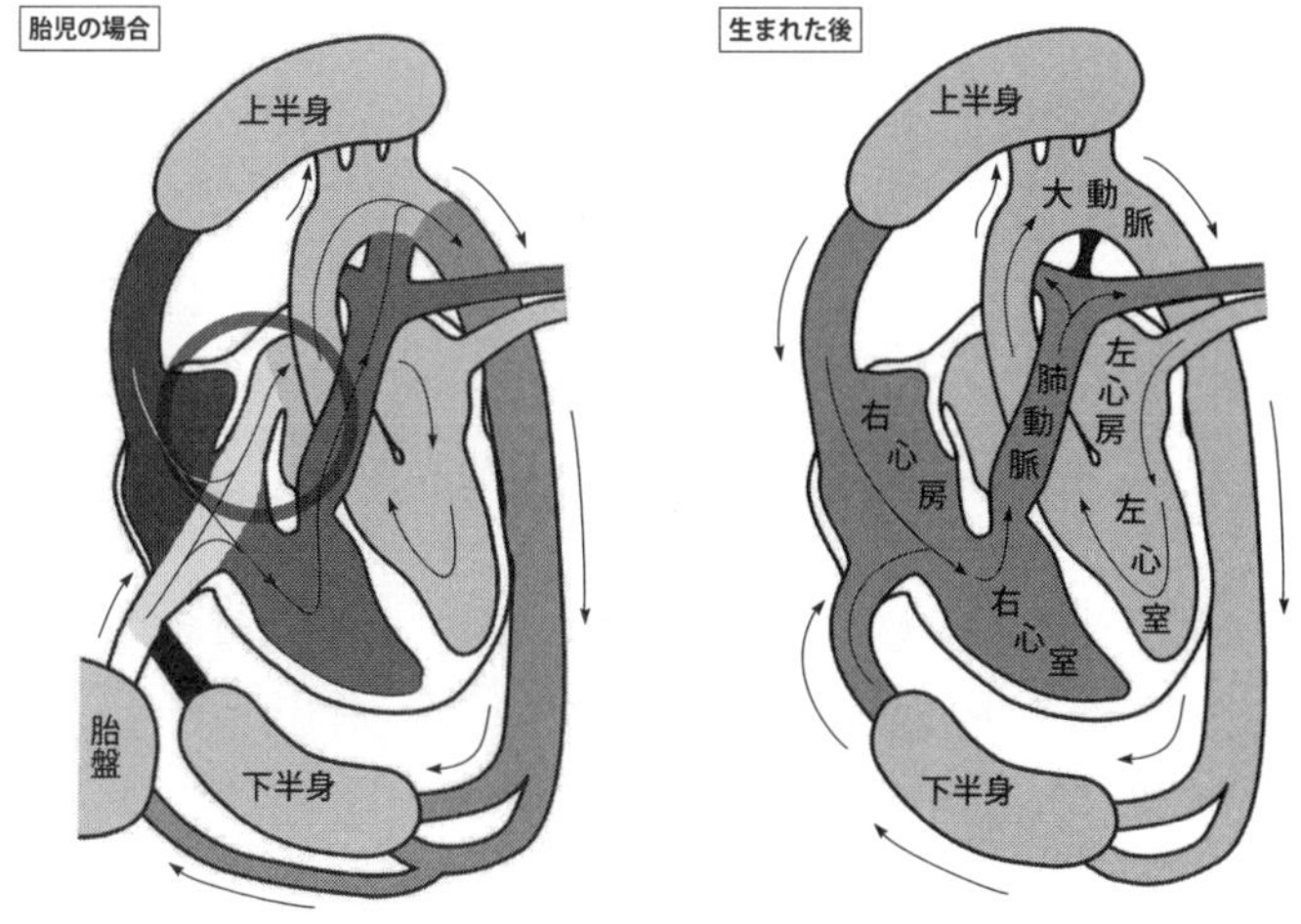

図１　出生前後での血流の激変（色が濃い血液が酸素不足）

脈を通って全身へと送られてゆきます（図１右）。ですから私たちは動脈（左心系）の血液に酸素が多く、静脈（右心系）には少ないのですが、右心系と左心系が交錯するようでは困ります。言うまでもなく、せっかく肺で取り込んだ酸素は、動脈側から静脈側に逃げないでもらいたいのです。

一方、胎児の場合、１つの細胞から３キログラム前後の赤ちゃんへと成長するために、また、成長中の組織が生きてゆくために胎児だって酸素が必要ですが、出生前はお母さんのおなかの中にいて外気に触れませんから、自力では酸素を獲得できません。

実は、栄養だけでなく酸素も胎盤を通じてお母さんからもらっているのです。そのため胎児では、胎盤から戻って来る静脈の血液に酸素が最も多く含まれており、左心系から体に送られる動脈の血液はむしろ酸素不足で、これは生まれた後とは正反対です。すると、せっかくお母さんからもらった酸素は、静脈内でグズグズしていないで効率よく動脈側へ逃げてくれないと困るわけです。

つまり私たちの循環は、出生直前までは逃げないと困る、出生直後からは逃げては困ると、出生を境にまさに180度逆の要求があります。人間社会なら「ハナシが違う！」とか「そんな無茶な！」とか、大騒動間違いなし。こんなの、普通はうまくゆきません。

穴も善し悪し

前述の右心系と左心系は交錯しないのが基本ですが、最初から2つの別々の系があって、それがくっつくのではありません。

静脈が戻って来る右心房と、肺からの血液が戻って来る左心房も、もとは1つだったのが2つに分かれていくのですが、出生前、2つの心房は完全に隔絶されず、穴があいています。この穴が「卵円孔」です（図1左。丸で囲った穴が卵円孔）。

お母さん由来の酸素が多く含まれた静脈の血液の約半分は、あいている卵円孔を通って右心房→左心房と逃げ、さらに左心室から体（特に脳）に循環して胎児を成長させてくれるようになっています。

「穴から何かが漏れる」と聞けば「不具合」と相場は決まっていますが、こと胎児の卵円孔については全く逆で、実にいい具合です。おかげさまと言いたくなります。

ところが、出生後も卵円孔があいたままだと、今度は大変厄介なことになります。呼吸が始まると肺が膨らんで血管抵抗が下がり、出生前とはうって変わって肺に血液が非常に流れやすくなるため、肺で酸素を受け取って左心房に戻ってきた血液は、もし卵円孔があいたままだと今度は逆方向、右心房へ流れ込み、また肺に送られてしまいます。

穴が大きいと逃げる血液も大量になるので、心臓はうってもうっても体には血液が十分流れずに肺にばかり膨大な量が流れ、心臓にも肺にも強い負荷がかかります。ついさっきまですごくイイ感じだったのに、あっという間にピンチに陥るさまは、スポーツなら醍醐味のおもしろさですが、これは死活問題。

ところがこの卵円孔は、出生直前まで十分開いていて、出生直後にピタッと閉じるのです。まるで魔法のように！

熱心に聴いていた親方が口を挟みます。

「ははぁ、で、この子はその穴が閉じてないってことですね。でも先生、そうは言うけど結構元気ですよ。死活問題だなんて感じじゃないけどなぁ。何ちゅうか、ちょっと大

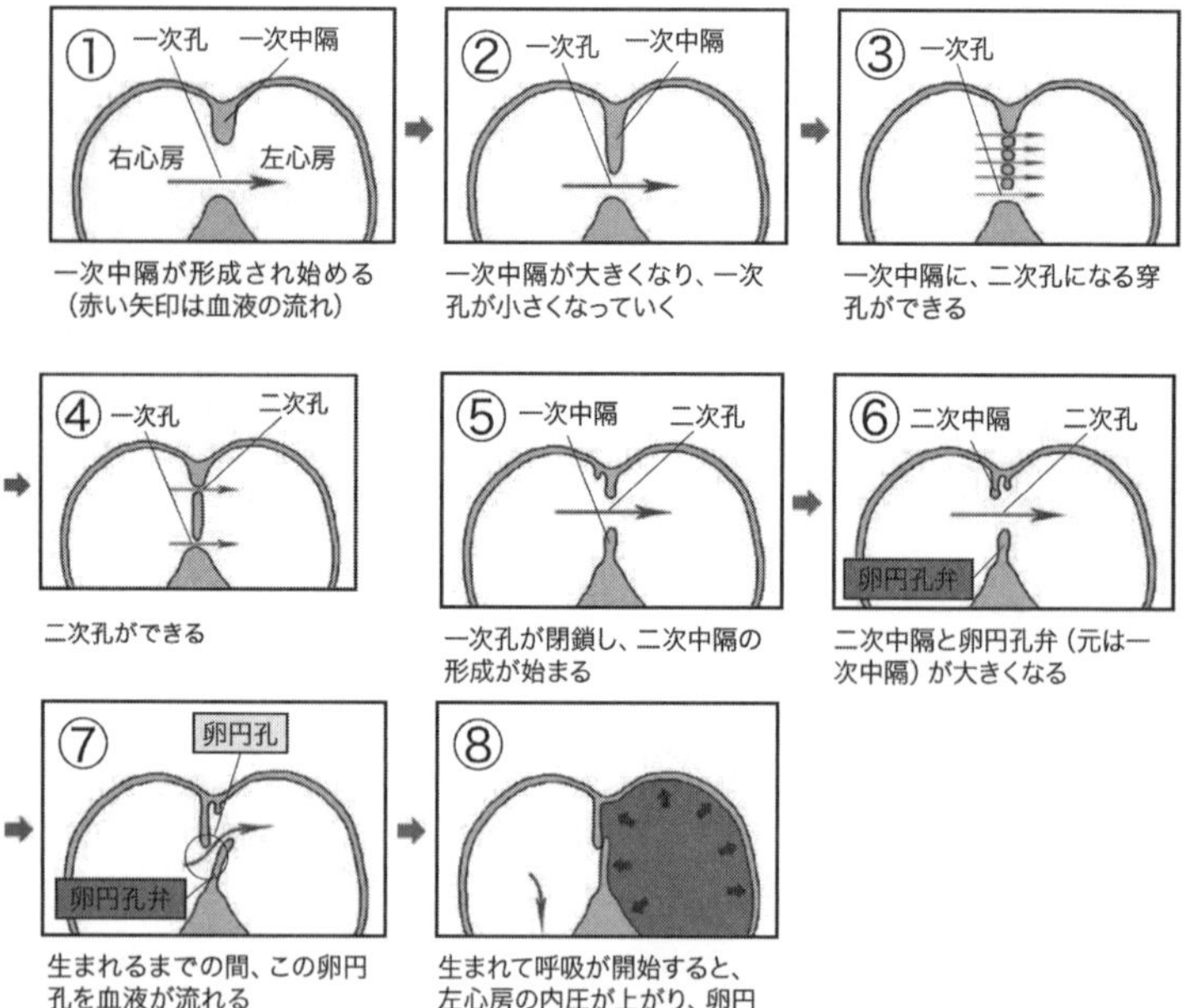

①
一次孔
一次中隔
右心房
左心房
一次中隔が形成され始める（赤い矢印は血液の流れ）
②
一次孔
一次中隔
一次中隔が大きくなり、一次孔が小さくなっていく
③
一次孔
一次中隔に、二次孔になる穿孔ができる
④
一次孔
二次孔
二次孔ができる
⑤
一次中隔
二次孔
一次孔が閉鎖し、二次中隔の形成が始まる
⑥
二次中隔
二次孔
卵円孔弁
二次中隔と卵円孔弁（元は一次中隔）が大きくなる
⑦
卵円孔
卵円孔弁
生まれるまでの間、この卵円孔を血液が流れる
⑧
生まれて呼吸が開始すると、左心房の内圧が上がり、卵円孔弁は卵円孔を閉鎖する

図2　卵円孔のでき方

げさじゃありません？」

「いや、もちろん、それは大穴の場合の話。この齢まで元気で来れたこと自体が、そんな巨大な心房中隔欠損じゃない証拠なんですけど、まぁちょっと続きを聴いてくださいよ」

制約の嵐

この魔法のようなハナシを理解するためには、卵円孔のでき方（図2）を知る必要があります。

赤ちゃんの体ができ始めてから4週間たったころ、右心房と左心房の間には一次中隔という1枚の薄い膜が伸びてきますが、一次中隔には穴（二次孔という）があいて、心房は不完全にしか分離されません。その後1〜2週間すると、穴のあいた一次中隔のすぐ傍の右心房側には、もっとしっかりした二次中隔というもう1枚の膜が形成されます。

ところが、二次中隔による心房の分離も不完全で穴が残るのです。一次中隔に残る穴はいわば「脇の方」、二次中隔に残る穴はまさに「ど真ん中」で、ずれた位置に穴が残るため、2枚の膜によってちょうどよい隙間ができます。

この隙間が卵円孔です。言うまでもなく、ほぼ同じ場所の2枚の膜なのに異なる位置に穴があくことを、「圧に負けて」とか「血流量が多いので」などのシンプルな理由で説明することは非常に難しいでしょう。

さて、一次中隔はとても薄くて軟らかく、その左心房側には支える組織がありません。胎児は肺に血が流れにくいので右心房の圧が高く、ペラペラの一次中隔は左心房側に押されて卵円孔は大きく開き、右心房から左心房に血液が流れます。

ところが生まれて呼吸が始まると急に肺に血液が流れやすくなって右心房の圧が下がり、左心房の圧が高くなります。すると軟らかい一次中隔がしっかりした二次中隔に押しつけられ、卵円孔は閉じるのです。

つまりこれは一方向弁だったのです。メカニズムを知ると「なぁんだ。こんなの魔法でも何でもないではないか」と思う方がいるかもしれませんが、あらためて考えると、この一方向弁ができるためには以下の条件がすべて必要です。

(1) 一次中隔・二次中隔と、中隔が2枚形成されること
(2) 2枚とも閉鎖が不完全で穴があくこと
(3) その2つの穴はねじれの位置にあること
(4) 2枚の中隔の位置が密接していること
(5) 2枚の硬さには違いがあり、かつ、硬い方が右心房側であること

これらの条件が完璧に満たされているので、出生とともに赤ちゃんに起こる激変に完全に対応して、卵円孔は即座に閉じるのです。このうち1つでも満たされなければ、卵円孔は生後も全く閉じないか、胎児期から閉鎖します。

若い本人は押し黙って聞いていますが、親方がまた口を挟みます。

「へぇー、そんなにいろいろややこしい条件があるのに、私たちみんな、それ全部クリアーしてるんですか。いや、驚いたなぁ。これがアレですね。例の進化ってやつですね」

「たしかに驚きなんですけどね、進化かどうかは考えどころですよ」

「えっ、だって……進化じゃないんですか」
従業員のことが心配で来たはずの親方が興味津々になってしまって、なかなか本題の手術の話に進めません。

どうしても必要？

これらの条件を段階的にクリアーしてきた可能性があるでしょうか。そもそも現状のような卵円孔は、どうしても必要でしょうか。卵円孔があいていることは胎児の発育にとって非常に有益ですが、動脈管という別の抜け道もあるお蔭で、実は卵円孔が閉鎖していても出生前は何とかなるのです。

ただしその場合、左心系に流れ込む血液が大幅に少なくなり、出生後の心臓の主役である左心系が発育不良になります。「左心低形成症候群」という先天性心疾患は、卵円孔のみならず左心系の弁が開かない、複数回の手術を要する非常に困難な疾患で、昨今でも第一段階の手術を乗り切れないことは多く、すべてうまく行っても人間本来の循環状態にはなりません。

もちろん、近代医学のなかった時代であれば新生児期に死亡し、繁殖など夢のまた夢。左心低形成は卵円孔のみの問題ではありませんが、卵円孔が胎児期に閉鎖する影響は非常に深刻で、かつて胎児期の心房は完全に分離されていたが、ある時代から卵円孔があくようになった、なんて可能性はゼロです。

出生後も卵円孔が閉じない「心房中隔欠損症」は、広く見られる先天性心疾患です。心房中隔欠損症は比較的症状が穏やかで、中高年になるまで手術しないですむこともあるほどですが、病名に惑わされて「心房は分かれていなくても大丈夫」と思ったら全くの早合点。

卵円孔は心房中隔のせいぜい2割程度。大多数の心房中隔欠損症の患者さんの心房の分離はほとんど完全で、閉じきらない所がごく一部に残っているだけなのです。心房中隔の完全欠損（単心房という）は稀ですが、出生前は持ちこたえても出生後は早期から重い心不全となり、手術が唯一の救命手段。医学の発達した近代ならいざ知らず、それ以前の時代は、やはり繁殖どころではありません。

ですから、当初は大穴があきっ放しだったものが、長い年月をかけて1つ1つ制約をクリアーしてついに一方向弁が完成した、とは考えられないのです。「それでは不都合なので心房が分かれるようになる」のではなく、そういう生物は絶滅するわけですし、「心房中隔と歩調を合わせ、肺をはじめ関係各所が向上する」といった考えには蓋然性《がいぜんせい》も根拠もありません。そういうわけで、現状のような心房中隔・卵円孔が、出生前も含めて極めて重要です。

生命は、誰も介入しない自然現象の結果として存在しているのか、何者かがそれを導いたのかのいずれかです。この心房中隔と卵円孔が極端な長時間をかけ、段階的に完成した可能性があるでしょうか。あるいは前述の条件が、無作為に全部実現した可能性があるでしょうか。それとも、そのように計画され造られたと考えるのが妥当でしょうか。

親方、相槌《あいづち》をうちながら、本来の目的を思い出したようです。

「なるほど、時間をかけちゃダメだけど、偶然なんてムシが良すぎるわけだ。進化じゃ話が合わないわけですね。まぁ、それはそうと、この子の手術はどうなんです。その心房中隔ってのが大事なのはわかりましたが、やっぱり治さないとまずいんでしょ？」

「そうですね。大至急ってわけじゃありませんけど、症状も出てきてるし、我慢してても良くならないですから、仕事の忙しくない時期に受けたらどうですか。手術は3、4時間で、順調なら2週間前後で退院できますし、術後の痛みもひどく苦しむことはないですから。ただし、しばらくは事務とか軽めの仕事にしてあげてくださいね」

「いや、忙しいも何も、オレは他人様の大事な息子さんを預かってる親代わりなんで、コイツの身体が第一ですから？　なぁ、オイ、やってもらうよな？　決心ついただろう？……」

かくしてご本人はほとんど口を開くことなく、近日中に手術する方針となったのでした。

あるべき姿？

心臓外科医をしていると、さまざまな先天性心疾患のお子さんたちにも出会います。比較的シンプルな疾患でも、本人もご家族も大変ですが、複雑な疾患では何度も手術が必要で、その挙句、良い循環状態にはならなかったり、重篤すぎて助けられなかったり、ご家族は皆、「何よりも健やかでありますように」と願って誕生を待っていただろうに、なぜこういう心臓になってしまったのか、なぜこんな経過になってしまったのか、「医者の目にも涙」の残念で悲しい思いも何度もしてきました。

臓器は言うに及ばず、出生前に形成されなかった構造物を、出生後に医学の力で造ることがいかに途方もなく困難なことであるか、私たち外科医は肌で知っています。マスコミが伝える再生医療に関する見通しは、少なくとも現時点では誇張もいいところです。

省みれば、私たちは毎日、実に当たり前のような顔をして生活していないでしょうか。息を吸えば酸素が取り込めるのは当たり前。食べれば消化・吸収できるのは当たり前。手近にあるものを触ることができるのは当たり前。精力的に動けば鼓動が早くなるのは当たり前。

もちろん、左心系と右心系が交錯しないなんて当たり前（これを意識している人は稀ですが）。それらを「人間として当然あるべき姿」であるかのように考え、うまく機能していない人を見ると、まるで当然のものが欠落しているかのように「気の毒に」とか「どうしてこんなことが（怒）」と思ったりします。

でも、さまざまな私たちの機能は、果たして「あって当然」でしょうか。

そもそも心房が左右に分かれる現象だって、起きるべくして起きているとはいえないわけですが、体のごく一部である心臓の、そのまた一部である心房中隔すら、正しく形成されないと命にかかわることをお示ししました。

特に鍵となる卵円孔の形成は、複数の現象の絶妙な連鎖でした。構成する１つ１つの現象はシンプルでも、それらのすべてが調和して目的とする機能を生み出しているさまを、どう説明するのが最も合理的でしょうか。

真っ赤なウソ「個体発生は系統発生を繰り返す」

心臓内の隙間・卵円孔を、「サカナ時代のエラ呼吸の名残」と唱える人がいます。しかし、哺乳類にはエラに当たるものは発生過程でも全く形成されないことは広く知られており、おまけにサカナがエラで酸素を取り込んだ血液は心臓になど全く戻ることなく、そのまま体に循環してゆきますが、卵円孔を通った血液は、その後心臓によって全身に送られますし、そもそも酸素は体外である胎盤から来る、しかも静脈を通って来るわけで、根本的に違います。

こういう説は、あまりの突拍子のなさに幻惑されますが、機能的に似ている面があるからといって卵円孔をサカナ時代の名残だなんて、こじつけもいいところです。

また、発生早期の胚子を検討すると、サカナであればエラが形成される位置から、ヒトでは鼓膜や咽頭《いんとう》が形成されてきます。「生命の存在の過程は進化以外ありえない」と信じ、鼓膜はエラが進化したものだ、と大真面目に唱える学者もいます。その怪しげな説の片鱗を証明しようと苦闘することに、おそらくその方の一生が費やされます。

言うまでもなく、エラと鼓膜は機能的にも構造的にも似ても似つかない全く別の器官

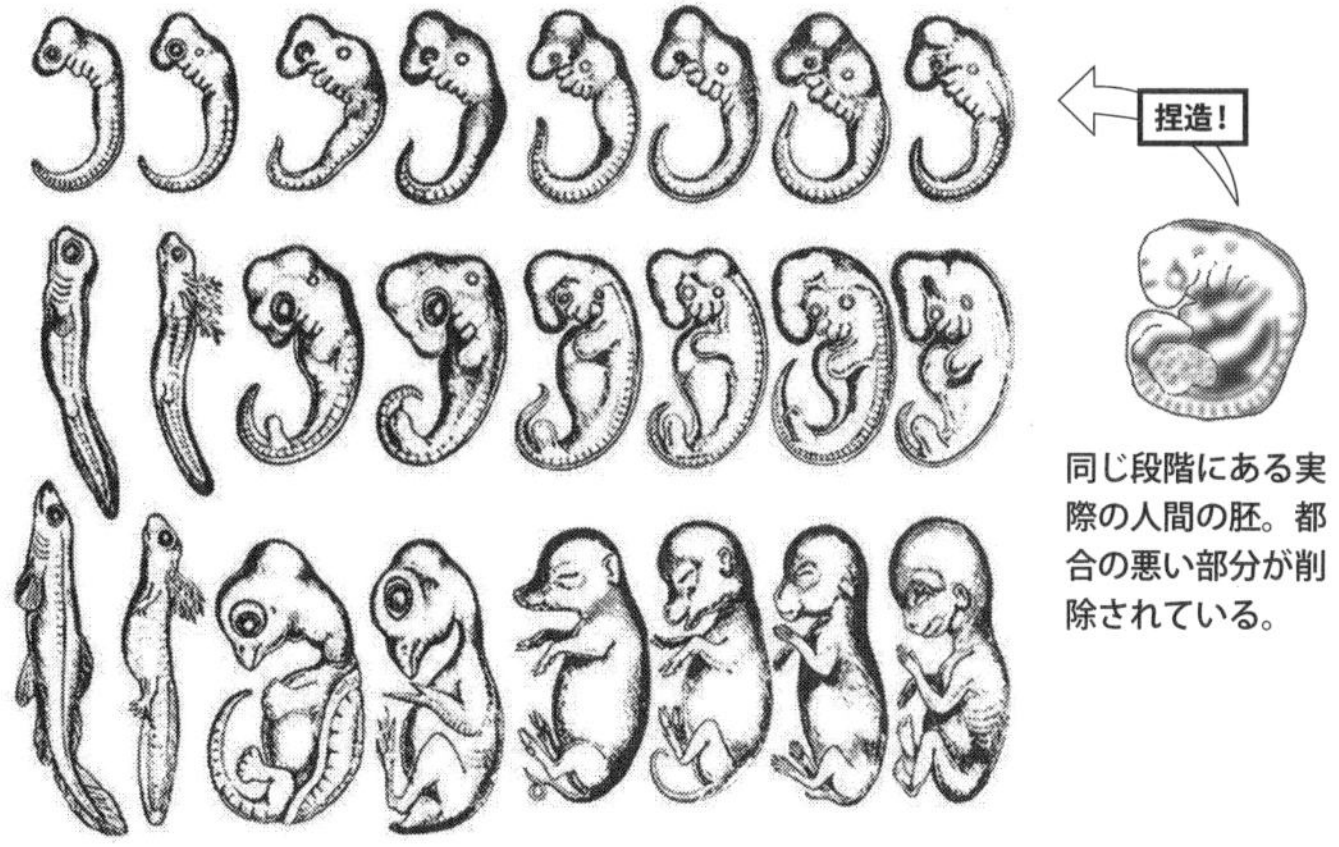

同じ段階にある実際の人間の胚。都合の悪い部分が削除されている。

図3　この胚の比較図は詐欺的「作品」

です。

これらは「個体発生は系統発生を繰り返す」という説が全くの偽りなのに、日本では科学的事実であるかのように、今も教えられ続けていることがそもそもの問題です。

脊椎動物は共通の祖先を持つので発生初期には互いに酷似しており、哺乳類は胎内で魚類や爬虫類のような時代を経て哺乳類になる、という説ですが、実はその説の根拠となるスケッチ自体（図3）が大幅な修飾を施して似せて見せた詐欺的作品であるうえに、全く似ていない動物を排除して、似ているように見える種類だけを並べ、しかもそれらの動物も、似ているとされる時期より前の段階はお互いに全然似ていない、といった事実が日本では伏せられ、教えられていません。

それらの意図的な瑕疵《かし》は、今から100年以上前の1908年に提唱者自身が公式にシブシブ認めており、熱心な進化論者からさえ「最悪のスキャンダル」と公認されている捏造「噺《ばなし》」なのです。ところが高名な学者でも、専門外だと魚や爬虫類の胚など実は見たこともなく、この古びた明白なウソを鵜呑みにしています。

地層や化石のでき方の説明（さすがにこれだけは、ようやく改められつつある）、地質年代表、ピテカントロプス、人類やウマの進化図、蛾の工業暗化、相同器官、あるいは始祖鳥を中間生物と位置づけるなど、学校などで教わる「進化の証拠」は、実はどれも極端に疑わしいか誤りですが、特に明らかに事実に反するこのハナシを、科学的事実であるかのように公教育で教えている先進国は日本ぐらいのものだそうで、珍妙な説を唱える方々は、歪んだ学校教育の被害者のように思えます。

そして彼らは実に怪しい「伝説」を、熱心に、実直に、今この瞬間にも後進に教え込んでいるのです、そんなこととは思いもしないで。その後進が大人になったとき、同様にそのまた後進に「伝説」を……そうやって、私たちは集団で間違っている、いえ、間違えさせられていることを知っていただきたいのです。

第3章 生命の扉——心臓弁

必死の形相の消防士さんが、燃えさかる炎を数人がかりで消火するのをテレビなどで見たことがある方は多いでしょう。

水が噴き出すホースにはとんでもなく強い力がかかっているのでしょうし、消防車から猛烈な勢いで水が送られているわけですが、もし接続が緩んでいたり穴があいていたりして派手な漏れがあると、正しい方向に勢いよく水を噴出させることはできません。

すでに心臓のスゴすぎる仕事ぶり、具体的には1分あたり5リットル、1日にするとペットボトル15,000本に相当する血液を送り出していること、運動時には、なんとさらにその5倍に達することはご紹介しましたが、どれほどパワフルに心臓の筋肉が収縮しても、目的の方向以外にも血液がじゃんじゃん流れてしまっては話になりません。

心臓には4つの部屋があり、その中でも一番心臓らしい、全身に血液を送り出す部屋が左心室ですが、この左心室の入口にも出口にも、血液を流すときには軽やかに目的の方向に開き、それ以外のときは血液を逆流させない「弁」が備わっています。この弁が、それも入口にも出口にもあるからこそ、心臓が収縮すると目的の方向のみに血液が流れ、行った仕事が効率よく実を結んで役目を果たせるわけです。

走ったり階段を昇ったりするとき、「心臓が頑張ってくれている」と心臓に感謝する人は多くても、弁は感謝どころか存在に気付く人すらまずいませんが、弁の機能が不良だと「苦しい、苦しい」。左心室の入口の弁が「僧帽弁《そうぼうべん》」、出口の弁が「大動脈弁」です（図1、2、3）。

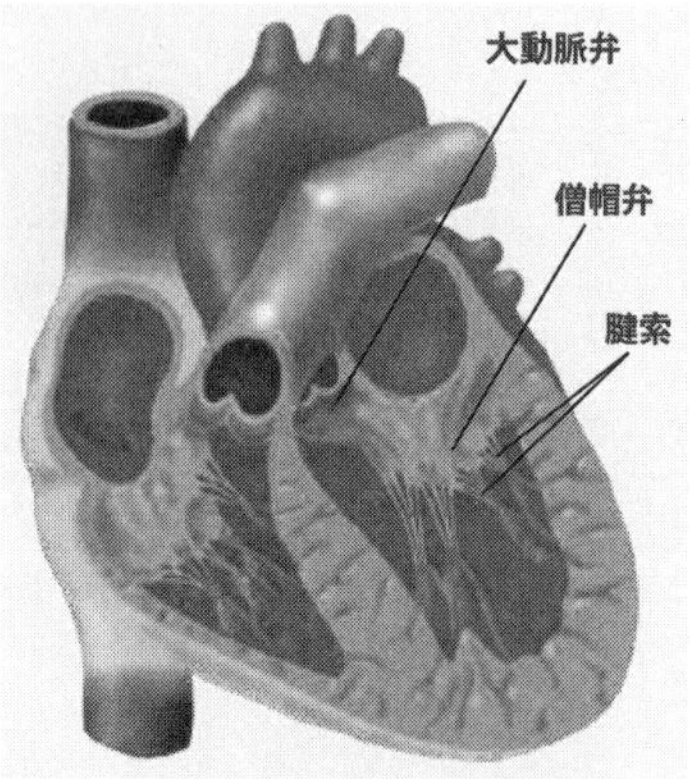

図1　心臓の断面図と弁

その電話は心臓外科のメンバーからでした。「循環器内科の先生が、かなり心不全の強い50代の弁膜症患者がいて、早目に手術をお願いしたいから診てほしいって言うんですが、先生、CCU（集中治療室）に来れますか」「行けるよ。でも弁膜症って、どの弁？　患者さんはいつ来たの。そんな具合悪いの」「僧帽弁閉鎖不全で挿管（人工呼吸）寸前とか言ってました。今日が初診らしいです」

「わかった。じゃあ、これから直接行くわ」

ＣＣＵに着いてみると、陽圧換気の大きな酸素マスクを装着された患者さんは、想像したほどは苦しくなさそうでした。その場にいた何人かの内科医の一人が話し始めました。

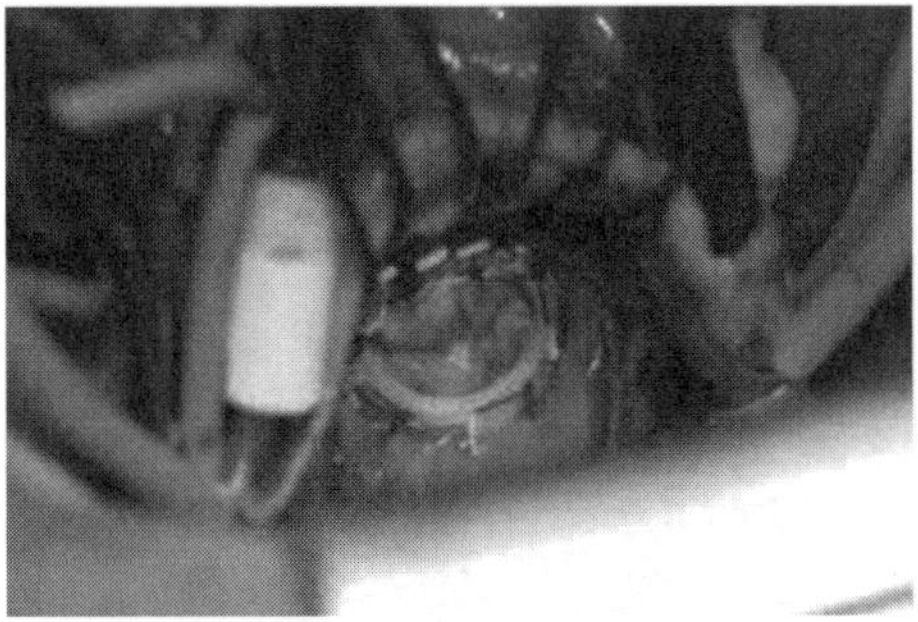
図２　僧帽弁と人工弁輪

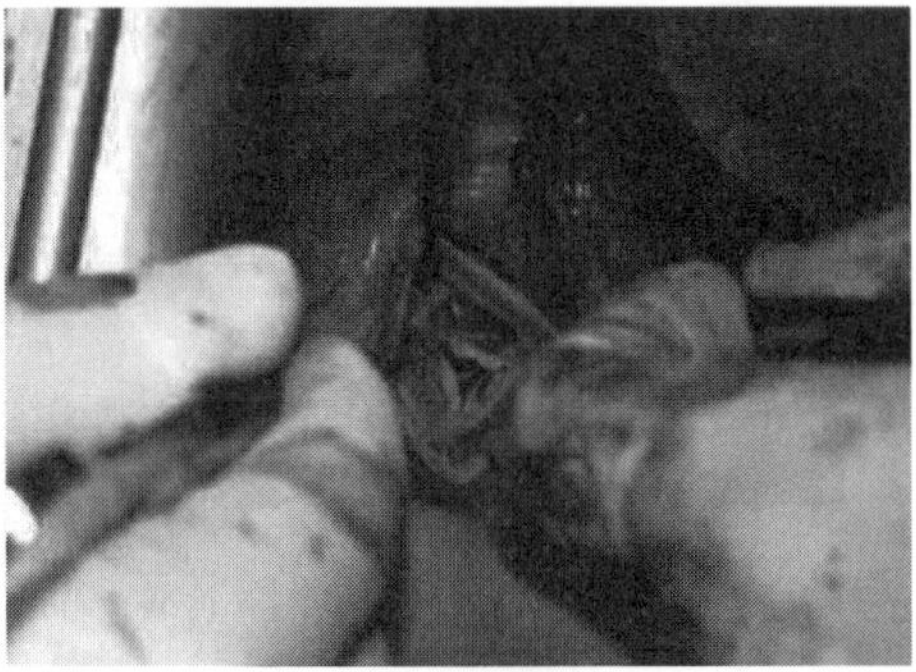
図３　大動脈弁

「この方、今日、突然の呼吸困難で救急車で運ばれて来て、挿管も考えたんですが、利尿剤と酸素マスクで何とか落ち着きました。ただ、すごい逆流なんで、早目に手術してもらえたらと思うんですよね」
「そう、で、逆流の原因は？　他の検査はこれからでしょ？」

「ええ、ドンドンやります。ところで、緊急入院なんでご家族に待機してもらってるんですが、手術の話とかされますか。原因ですけど、腱索が何本も切れてるみたいです」

超音波検査で診断を確認した後、ご家族にお会いしました。奥さんはまだ動揺しているようでしたが、娘さんはかなり落ち着きを取り戻していました。

「父はすっごく元気な人で、先週もゴルフとかジョギングとかしてました。全然、心臓が悪いなんて感じの人じゃないんです。こんな急に具合が悪くなるなんて……弁とか言われると、ちょっとわからないんですけど」と、娘さん。

どうやら、弁そのものの説明から始める必要がありそうです。

薄い、なんてものじゃない

心臓は安静時には1分間に60回程度うちますので、左心室が1回あたりに送り出す血液の量は80ミリリットル程度です。「なぁ〜んだ、大したことないや」と早合点するなかれ。60秒間に60回だから1サイクルは60／60で1秒ですが、1秒かけて80ミリリットル送り出す、のではなく、1サイクルの大半は血液を充満させる拡張期で、送り出す収縮期は0・2秒です。

逆算すると心臓は1秒間に400ミリリットルの勢いで血液を送り出します。このペース、何かを飲むどころか注ぐのすら普通の方法では全く不可能で、1リットル・パックの口を全開・真っ逆さまといった、その後の大騒動も含めて覚悟する必要があるトンでもない勢いですが、左心室の入口の僧帽弁は直径26ミリの500円玉程度、出口の大動脈弁は直径22ミリの100円玉程度です。

この狭い弁を通り抜けるのでは、血液の勢いは怒濤そのものの激流ですから、弁が一定以上の抵抗を生じてしまうと、怒濤をも越える壮絶さ、大問題になってきます。

正常な弁は実に繊細な構造物で、図2、3の弁はいずれも高齢者の弁ですが、向こうが透けて見えるほど薄いことがわかります。

正常では薄いところは0・2ミリ（ただし、年齢とともに徐々に厚みを増す）、乳児の弁など、お湯につけたとろろ昆布並みの繊細さです。

なるほど、そんなに薄いだけに瞬時に開くのですが、それだけでなく、超音波などで見てみると「何でこんな形なのかねぇ?」という、一見ヘンな形態をしている弁が、弁の付け根である弁輪と同じかそれ以上、まさに最大級に開くのが観察されます（図4）。

そのようにして、弁は実質的に抵抗を生じることなく機能するのです。

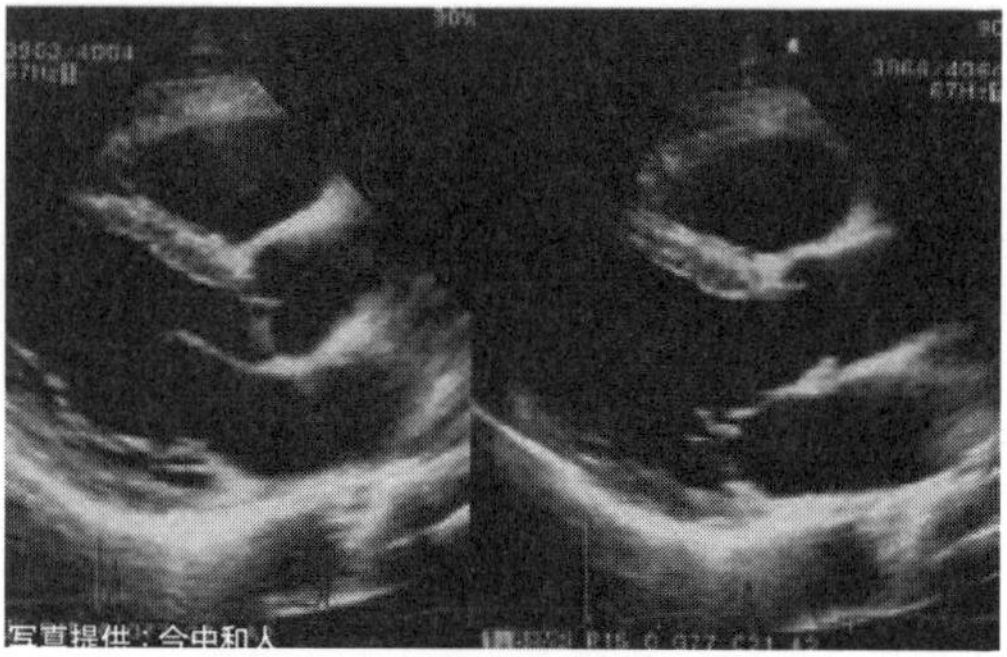

図４　拡張期（左）には僧帽弁（下の方）が開き、収縮期（右）には大動脈弁（中央）が開いている

娘さんが矢継ぎ早に質問します。

「でも父の弁は狭いんじゃなくて逆流ですよね。あんなに元気だったのに、急に逆流するようになったってことですか。そういうの、よくあることなんですか」

「実は時々あるんですよね。お父さん、血圧高くないですか」

「血圧の薬は何種類か飲んでましたけど……ねぇママ、パパの血圧わからない？」

「140とかだったような……あの人、あんまり自分のこと言わないから……」

なぜ、こんな組織で逆流しないのか？

例えば血圧100ミリ水銀柱といえば「低い」でしょうか。多くの方はもっと高いので、低いと錯覚されがちですが、これは天井まで血が吹き上がるような物凄く高い圧で、「低い」というのは160や180といった血圧との相対的な評価です。

当然、厚さ1ミリにも満たない弁膜は吹き飛ばされて「じゃじゃ漏れ」になってしまうは

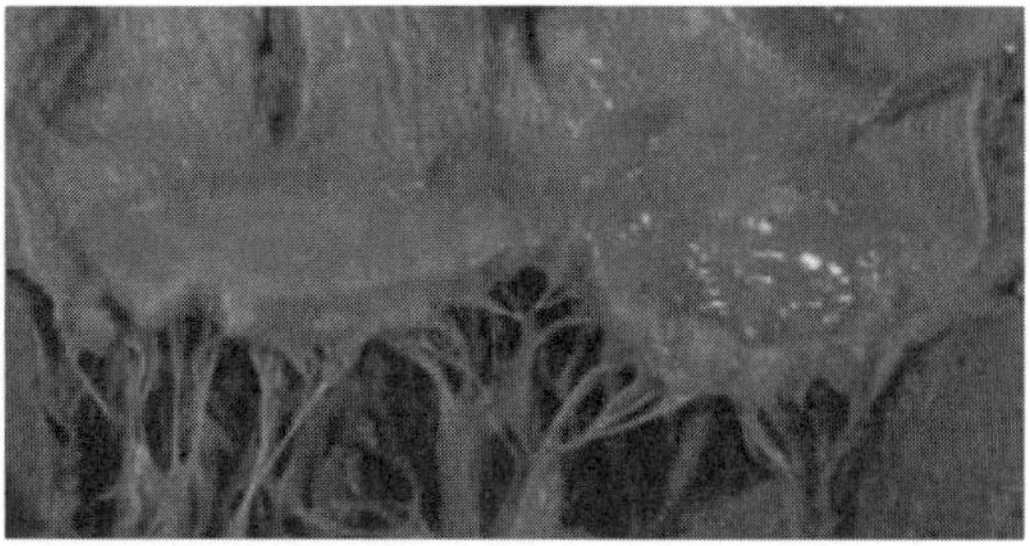

図５　画面下半分、多数の糸状の組織が「腱索」

ずですが、正常な僧帽弁は、そんな高圧を受けても実質的な漏れを生じません。実は僧帽弁には「腱索」という糸状の支持組織が30本内外あり（図５）、高圧を受けても弁が反り返らないようになっています。

腱索は非常に強固な構造物ですが、それでも切れてしまったり伸びてしまったりすることがあり、特に主要な腱索が切れると、それまで全然漏れなかった僧帽弁が急に派手に漏れるようになるため、元気だった人が急激に呼吸困難に陥る、ということがあるのです。

「父はそれなんですか？　確かに経過はピッタリかもしれません。どう思う、ママ？」

「そう言えばパパ、昨日の夜、別に何とも言ってなかったけど何回も深呼吸してたわ。主人はその腱索が切れちゃってるんですね。血圧は弁と何か関係あるんですか」

奥さんもだいぶ落ち着いてきたようです。

「あります。トラブルは腱索にかかる負担が強い高血圧の人に多いですよね。超音波で見ると、腱索は何本か切れているようです。いっぺんに切れたのか、次々切れたのかはわかりませんけど」と、言い終わらないうちに、「えーっ！　1本じゃないんですかぁ？　じゃあ1本ぐらいなら平気だったってこと？」「そうじゃなくて、心臓が凄すぎるので相当な問題でも乗り越えられる、ってところでしょうか。で、不思議というか驚きというか、写真なんか見ると、30本ぐらいある腱索は場所によって長さも太さも実にマチマチですけど、この長さも太さもてんでバラバラの腱索が全体として調和して、前述の怒濤の激流をピッタリ受け止めて漏らさない。それだけでも驚きなんですが、お母さんの中で胎児の僧帽弁がどのようにできてくるのかを知ると、驚きだけでは終わらないはずです」

どのようにしてできるのか？

例えば、血流のなかったときから閉じたような弁が存在し、血流が生じるようになって徐々に動くようになっても引き続き漏れないように機能する、とか、最初から腱索もあって、ピッタリ合うように調整されていく、というのなら、まだハナシはわかります。そうやってできるのではないのです。

弁膜は、もとは離れた場所にあった間葉系組織が伸びて弁膜が形成され、腱索は、それに接した場所にある筋肉系の組織が徐々に変性して線維性の組織に置き換わって腱索となり、長さも太さも実にまちまちだけれど、最終的にピッタリと弁が接合して漏れを生じないようになって生まれてくる（図６）。これは、そのようにプログラムされていなければ起こりえない現象です。

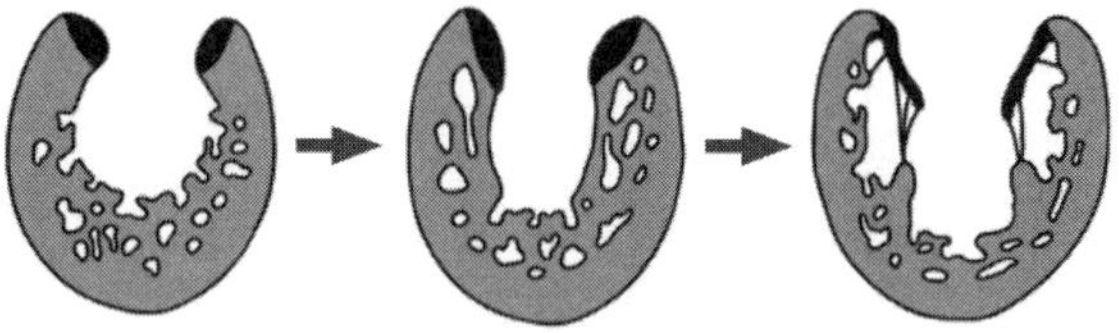

図６　僧帽弁の形成過程

いつからでしょうか。私たちの先祖を果てしなくさかのぼれば、プログラム不完全な生物だった時代がありえたでしょうか。

実は左心室が全身に血液を送り出す抵抗（出口側）と比較すると、逆流する方向の抵抗（入口側）は桁違いに低いので、入口側の僧帽弁は小範囲の不具合（例えば全周360度のうちの45度程度）でも猛烈な逆流を生じます。

そういう患者さんに会えば問わず語りにわかることですが、そんな逆流があるととても苦しく、健康的な生活は不可能で、事実、そういう病状のために心臓の手術が必要になる患者さんは、かなりいます。

ですから歴史をどこまでさかのぼっても、弁膜にせよ腱索にせよ、プログラムが不完全で僧帽弁がひどく漏れる状態だった生物が、繁殖はおろか、生命を安定して一定期間維持できた可能性すら極めて低いのです。何千・何万という子孫を残し、不出来だった弁が完璧へと進化する、は空想物語。そういう生物は早々に死亡して子孫を残せません。

娘さんの的確な質問が続きます。冷静なだけでなく、頭の回転が早いようです。

「なるほど。で、父の逆流もひどいんですか。手術しないとダメなんですか？」

「ええ、何本も切れてるだけあって重症の逆流なんです。今の話で言えば、まさにプログラム不完全時代のような状況で、内科の先生も我々もこのまま退院はできないと踏んでますし、無理に退院しても、申し訳ないけどすぐ逆戻りでしょうねぇ」

「ものすごく苦しそうだったから、治さないで帰って来られたら私たちも困りますし、父の苦しがり方を見れば、ダメな弁ではとても生きてゆけないのはもちろんよくわかります。ところで、治さなくちゃいけないのは僧帽弁だけで、他の弁は大丈夫なんですか。きっと他の弁もすごく大事なんですよねぇ」

生物は、左心室の入口側の僧帽弁だけが完全であればよいわけがなく、同時に出口側の大動脈弁もほぼ完全な状態でなければなりません。

大動脈弁には腱索はありませんが、僧帽弁同様、離れた位置から組織が伸びてきて、ほぼ均等な3枚の弁膜（正常では）が形成されます。これもまた、そのようにプログラムされていなければきわめて実現困難な現象であり、また、プログラムが不完全で大動脈弁が派手に逆流する状態の生物も、繁殖どころか安定生存も考えにくいです。

そして、再度強調しますが、最初から両方の弁とも必要です。「大動脈弁はうまくできるようになったけれど、僧帽弁は現時点ではじゃじゃ漏れです。何万年かかるかはわかりませんが、これから進化させます」なんてハナシは成立しえません。段階的に完成した、という仮説には、弁だけ取り上げても無理がありすぎるのです。

そもそも所定の位置に弁が形成されてくること自体、当然起こるはずのこととはいえないわけですが、出口と入口の両方に、完璧な形成プログラムを「偶然」持つものがいたなんて、弁のでき方の実際を思い起こせばきわめて非現実的。もちろん、科学的根拠はゼロですよね。ちなみに生まれるときまでは良かったけど、生後はどんどん無茶苦茶になるんじゃダメで、例えば、弁膜も腱索も短すぎず長すぎずのプロポーションを保ちつつ成長すること、四六時中激流にさらされても、血流抵抗になる肥厚を容易には起こさないことが必要です。

「ふーん、何か普通でない力が働かないと、まずありえない現象なんですね。それで、父は僧帽弁だけなんですよね。どうやって治すんですか。何だか、機械に肩代わりさせて心臓止めて手術するって聞いたことあるんですけど……」
「よくご存知ですねぇ！　人工心肺っていうのがその機械の名前なんですが、他の検査の結果次第ではバイパスとかも必要かもしれませんから、人工心肺の話は後日するとして、今は『弁をどんなふうに治すのか』をお話ししましょう」

絶妙のバランス

主に僧帽弁では、腱索が切れるとか細菌感染などのために、ある時期から逆流を生じるようになった患者さんに対して、不具合を生じた部分だけを修復し、患者さんご自身の弁を生かした形で治す手術「弁形成（または弁修復）手術」が積極的に行われます（近年の日本胸部外科学会の全国集計によると、僧帽弁手術の半分内外は修復手術）。

実際にそういう手術を担当すると、弁は実に絶妙なバランスのもとに機能していると痛感します。元々はピッタリ閉じて逆流しなかったはずだし、不具合は全体のごく一部のはずなのに、それを人間がもと通りに修復しようとすると、意外なほど難しいことが稀ではありません。病変部でわずかにズレが残ったり、術前は問題なかった部分にわずかな歪みが生じたりで逆流が制御しきれない、あるいは図2（57頁）に示す人工弁輪というリングが合わず、かえって逆流が出現したり、と、とてもデリケートです。

そして、時には散々苦労した末に修復でき、ほぼ漏れないようになった弁を観察してわかるのは、「それはもともとその方が持っていた弁だ」ということ。われわれ外科医が手を加えた所はあきれるほど小さく（意義、という意味ではありません）、「この弁は私が治しました」なんて間違っても言えないことを、心臓外科医は知っています。

実は、あれもこれも不具合ではそもそも修復できないことが多く、仮に直後はうまくいっても早々に再発する可能性が高いのです。「もともとはピッタリ閉じて逆流しない」……その「もともと」はハンパなことではありません。

また、左心室が大きいために腱索が引っ張られ、結果的にピッタリ閉じきらなくなった弁を検討すると、「弁」といいながら弁膜と多数の腱索だけでなく、心室や弁の付け根である弁輪など、関連するすべての要素（再度、図1〔56頁〕をご覧ください）が調和して初めて、弁は前述の素晴らしい機能を果たしていることがよくわかります。

著しく劣った構成要素が1つでもあればもちろんのこと、例えば弁輪がちょっと大きすぎるというだけでも、全体として機能不全に陥ってしまう。でもそれでは繁殖どころではなく、要するに最初からすべてが水準以上、それも少なくとも一部に関しては極端に高度な条件をクリアーしている必要があったわけです。すご過ぎますね。

しかも、弁膜だけ素晴らしくてもダメ、腱索だけ完璧でもダメです。

優秀だけど、あの要素とこの要素は「相性が悪い」「ソリが合わない」というのは、破滅的な結果に直結します。単なる寄せ集めではないのです。質も機能も異にするすべての構成要素が、個々にすぐれているだけではなく、1つの理想像に向かってお互いが調和して驚異的な機能を果たしている、この調和の姿はあまりにも美しい。


この患者さんは太い腱索が2本切れていましたが、幸い弁はうまく修復でき、早々に元気に社会復帰なさいました。この方もですが、心臓弁膜症で手術を受けた多くの患者さんは口々に証言なさいます。

「手術の直後から心臓が楽になったのがわかりました、ありがとう」

「救急車で運ばれた時は、もうだめかと思いました。助かりました、ありがとう」


生命は、誰も介入しない自然現象の結果として存在しているのか、何者かがそれを導いたのかのいずれかです。ここまで見てきた心臓弁は、無作為に、あるいは極端な長時間をかけて完成した可能性があるでしょうか。

元気に生活できているときには気づくことすらない心臓弁。でも、私たちが意識しようがしまいが、元気に生活できていること自体が弁に支えられています。驚異の機能の弁を絶妙のハーモニーを添えて、しかも複数、当人さえ気づかないほどさりげなく私たちにお与えくださった方がおられるのではないでしょうか。

神の国はあなたがたのただ中にあるのです。

（ルカの福音書　17章21節）

忘れえぬ恩人

私たちの心臓の弁はきわめて繊細で、特に左心室出口の大動脈弁は修復が難しく、多くは人工の弁に取り換える手術が必要です。

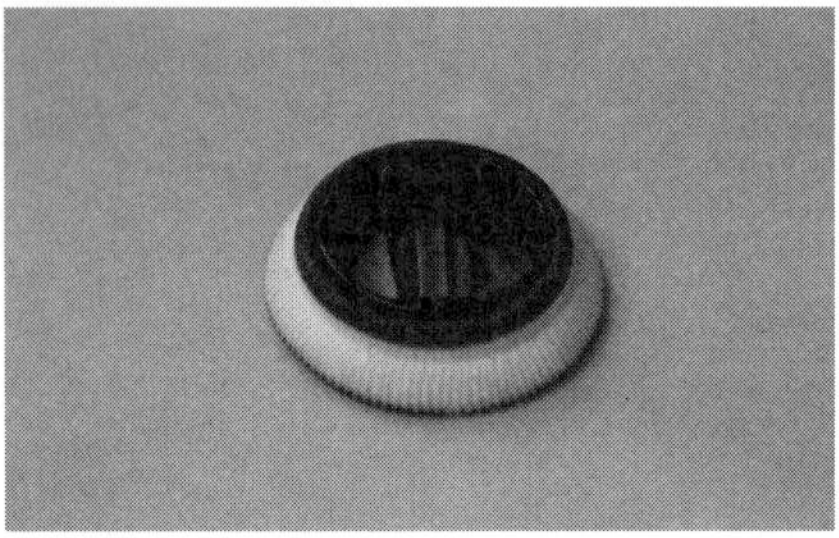
図7　人工弁

近年の人工弁（図7）は、素材や構造をさまざまに工夫した非常に優秀な製品ですが、それでも本来の弁には及びもつかないのが実情で、開閉にはある程度の抵抗を生じてしまいますし、異物であるがゆえに血栓ができやすい、感染に弱いという弱点があります。

感染が起きると、異物には白血球もリンパ球も入ってゆけず、抗生物質も集中しなくて治りにくいのです。患者さんはひどい発熱を繰り返し、人工弁が縫いつけられた自分の組織がダメージを受けて裂け、脇漏れを起こしてくるようだと再手術が必要になります。

これは大変重篤な合併症で、再手術には特殊な材料と術式が必要になることがしばしばです。強力な抗生物質にマスクされて原因菌が検出されないことがあるうえ、感染以外でも人工弁が脇漏れを起こしてくる疾患があり、こういった患者さんの診療はしばしば難しいのですが、私にとって忘れることのできない出会いがありました。

大学生時代、罪の縄目に煩悶した末に信仰に導かれながら、〝言うのも恥ずかしいことだが弱すぎた〟私は、5年目頃には教会から足が遠のき、聖書も読まなくなっていました。

転機は思わぬ形でやってきました。大動脈弁の人工弁置換手術を2回受けたが脇漏れを繰り返し、3回目の手術のため転院してきた30代半ばの女性患者さんの担当医になったのです。

その方はトイレに行くのも苦しいというほどの身体で2歳の一人娘をかかえ、困難な経過の原因も、治るかどうかも不明、病状に関するご家族の質問攻めで医療者からは疎まれ、地縁もなく、双方の実家の支援も乏しい「孤立無援、八方塞がり」の状態でした。

この方の枕元に聖書がありました。

「あなた、クリスチャンなの？　そう言えば（！）私も……」

この笑顔の素敵なヤング・ママの信仰は静かで熱心でした。極端に深刻な彼女の状況に、私は「彼女を救う力を『我々に』下さい」と真剣に神に祈る者へと再び変えられてゆきました。

特殊な医療材料を提供いただき、母校の教授と上司の教授が執刀くださった手術は困難でしたが経過は良く、2ヵ月後、彼女は笑顔で退院してゆきました。ただし、細菌は検出されず、困難な経過の原因は不明のままで、しかも徹底的な治療にもかかわらず、血液検査にはわずかな異常が残っていました。

不安は的中しました。常識的には十分な治療だったはずなのに、1年弱で逆流が再々々発したのです。もはや『我々に』ではなく、「主よ、なぜですか。あの方をお救いください。まだ若いのです。『あなたしか』できません」と、幾度となく涙で祈りました。

再度、貴重な医療材料の提供を受けて両教授が手術しましたが、4回目は壮絶な経過となり、かろうじて一命は取り留めたものの集中治療は長期に及びました。

一般病棟に出て以降、彼女が聖書片手に何事かをノートに記す姿を頻繁に見かけるようになりました。こんな大変な思いをしながら何と熱心な信仰か、と私は感服していました。

あるとき、検査か何かでご本人がベッドにおらず、閉じて置かれてあったノートの表紙を初めて見ました。彼女は「真智子さん」、一粒種の娘さんは「真結子さん」でした。表紙には「まゆちゃんノート」と書かれていました……

彼女は懸命に闘病していました。家族を愛し、痛みと苦しみの中でも周囲に感謝さえしておられました。でも別れの日の遠くないことを覚悟し、聖書を開き、まだ幼いお嬢さんに母親としてぜひ伝えた「かった」ことを刻みつけていたのです。それなのに脳天気にも「熱心だなぁ」なんて、私は何てバカなんだ！　何て鈍いんだ！　……私はその場に崩れ落ちそうでした。

3か月余で彼女は退院しましたが、今回も細菌は検出されず、そして血液検査のわずかな異常が消えないままでした。

「主人の仕事の関係で京都へ越すことになったので最後に診てください」と、例の素敵な笑顔で外来に見えたのは半年後のこと。超音波検査を行いました。弁は、また、逆流していました……再々々々発。

もう手術は不可能でした。京都で病状は徐々に悪化し、半年後、彼女は苦しい息を引き取りました。連絡をいただいた私は「ここにはおられません」ことは百も承知で、日帰りで東京から京都に赴きました。

ご主人と、幼い娘さんと、牧師先生しかいない人気のない残暑の会堂の亡骸の傍らで、涙がただ流れに流れました。この方を救いたかった。私なりにやれることはやった。でも全くダメだった。病気の原因すらわからなかった……

彼女が患ったのが私ごときのためであったはずはありません。しかし実に自らの命を失いつつある中で、消えかけていた私の信仰に彼女がもう一度明々と炎を点《とも》してくれたのです。再びさまよいかけていた私を「なくてはならないただ一つのもの」に、神のところに、連れ戻してくれたのです。

苦難は罰ではありません。神から見放されているのでもありません。人は苦難の中だからこそ、そして死に直面してなおできることがあるのです。

私は自分のことなんかより彼女の命を助けたい一心でした。

しかし神は人間のあらゆる努力を退け、彼女を御許《みもと》にお呼びになりました。

あれから20年。私は彼女が今も神に抱きしめられていることを確信しています。かの日には御国で再会できることも。体の救いについては熱心でも、魂はさまよいかけていた私。体が救われることのなかった彼女が、そんな私を〝なくてはならないただ一つ〟

である神に、魂の救いに、連れ戻してくださったことに、今も胸がいっぱいになります。
命の恩人以上の真智子さん、ありがとう。また会いましょう。

イエスは答えられた。「この人が罪を犯したのでもなく、両親でもありません。この人に神のわざが現れるためです。
（ヨハネの福音書　9章3節）

私たちは、生きるとすれば主のために生き、死ぬとすれば主のために死にます。ですから、生きるにしても、死ぬにしても、私たちは主のものです。（ローマ人への手紙　14章8節）

第4章

化学マジック——動脈管

マジック・ショーって、見るたび本当に不思議ですね。鳩は出るわ、旗は出るわ、特定のトランプは出るわ、思わず「一体どうなってるの？」なんて言ってしまいますが、もちろん、悟られないように、上手にやってるだけで、実際は種も仕掛けもあるわけです。

つまりマジックは計画され、実行されています。人体には絶妙なメカニズムがたくさんありますが、それでも「マジック」なんて言われると、作為に満ちあふれた感じで違和感があるかもしれません。でも、マジックという言葉がピッタリで、人間の演じるものなんてメじゃない不思議な血管が私たちにはあるんです。あ、いや、正確に言うと、あったんです、お母さんのお腹の中にいたときに……。

物理、化学、大好き……？

私たちは呼吸をして肺で酸素を取り込んでいますが、生まれる前はお腹の中にいて外気に触れないので、胎盤を通じてお母さんから酸素をもらっていました。

そのため酸素は、胎盤から体に戻って来る静脈に多く含まれています。そして発育して赤ちゃんになるためには酸素が必要ですから、お母さんからもらった酸素を全身にまわす、つまり、静脈系の血液を効率よく動脈系へと逃がす、特別な経路が必要です。その重要な逃げ道の1つは、第2章でご紹介した卵円孔でした。

少しおさらいしますと、この卵円孔は、胎児の心臓の左・右の心房の境に2段構えで造られる一方向弁で、生まれるまでは十分に開いているのに、赤ちゃんが産声をあげることでピタッと閉じる。そのおかげで、生まれる直前までは漏れないと困る、生まれた直後からは漏れては困る、というまさに正反対の要求に、ほとんど一瞬にして完璧に応えてくれるのでしたね。主に圧に依存する、この卵円孔の仕組みは「物理マジック」と言ってもいいかもしれません。

実はもう1つ重要な逃げ道があり、それが今回のテーマである動脈管です。卵円孔を物理マジックとするなら、動脈管はさしずめ「化学マジック」。

あ、この章には患者さんたちは出てきません。お相手は読者のみなさんです。

「逃げ道」のお話ですが、物理だの化学だの聞いて逃げないでくださいね。理科が苦手でも

胎盤で酸素を

心臓へ向かう

動脈管が閉鎖し、右心室

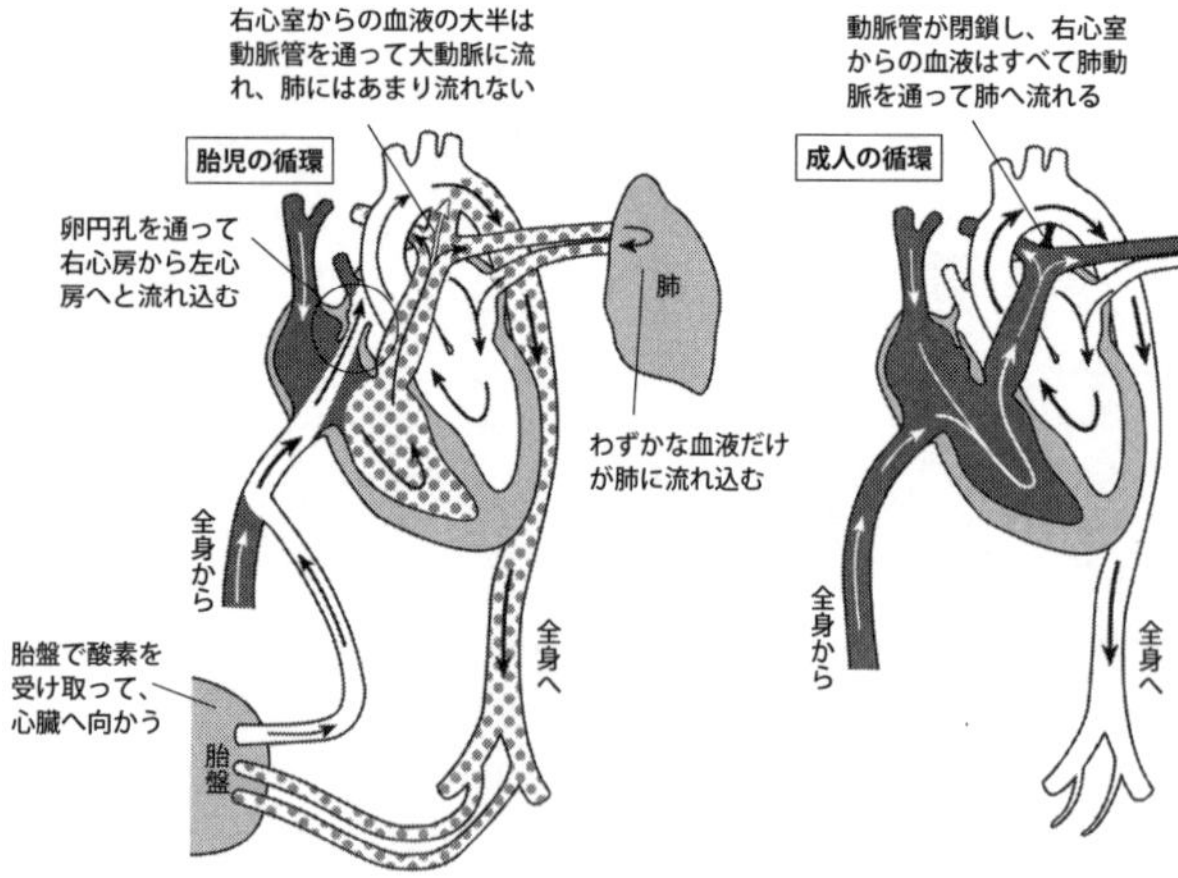
肺
脈を通って肺へ流れる
成人の循環
すべての静脈血
が肺を通過して
酸素を受け取り、
心臓に戻って全
身へ

図１　血液循環の比較

大丈夫！　驚きのショーにご一緒いたしましょう。図1を見ながらお読みください。

胎児の静脈の血液は、およそ半分が卵円孔を通って右心房から左心房へと流れ、次いで左心室→大動脈と送られて体に酸素を届けます。

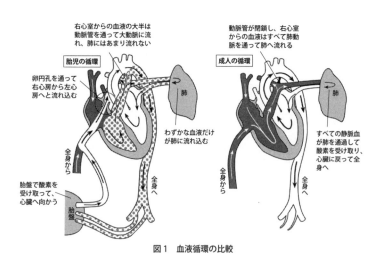

100％逃げないのは、そこまで巨大な穴ではなく、逃げる先にも多少の抵抗があるせい。静脈血の残り半分は、左心房に逃げないで右心室→肺動脈へと流れ込みます。

右心室からの血液の大半は
動脈管を通って大動脈に流
れ、肺にはあまり流れない
胎児の循環

わずかな血液だけ
が肺に流れ込む

この血流は哀れな逃げ遅れどころか、胎児の右心室や肺を成長させてくれる必要不可欠な血流なのですが、難題と隣り合わせ。呼吸しておらず、膨らんでいない発育中の肺にはきわめて血が流れにくいので（抵抗が高い）、もし何らかの血流の逃げ道がなければ、右心室が育たないか、あまりの負荷のために胎児の心臓がダメになるか肺の血管がボロボロになるかして、流産するか生後まもなく死亡する、きわめて深刻な状況に陥るのです。

ところが胎児には肺動脈から大動脈へと橋渡しする、大動脈に匹敵する太さの動脈管という血管があり、右心室→肺動脈へと流れた逃げ遅れの血液の90％はここを通って全身に流れるので、胎児の心臓はダメにならず、肺の血管もボロボロになりません。あぁ良かった、メデタシ、メデタシ、と思ったら、早合点！　ここからが本番です。

サスペンス・ドラマ

ドアでも窓でも、開きっ放しは何かと問題が起こりがちですが、動脈管の場合は呑気《のんき》なハナシではすみません。開きっ放しは生命にかかわります。お母さんのお腹の中にいる間は、血液が適度に肺や心臓を成長させながら、文字どおり「右から左へ（肺側から体側へ）」スムーズに逃げて行ってくれて大助かりでした。

ところが「オギャー」の一声で呼吸が始まると肺が開き、それまで血が流れにくかった肺は急激に血が流れやすくなります（抵抗が大幅に下がる）。生まれた後も同じ調子で動脈管が開きっ放しだと、今度は血液が凄まじい勢いで逆方向、体側から肺側に押し寄せて来るのです。これは津波を彷彿とさせる緊急事態。

心臓が懸命に血液を送っても送っても、血液は動脈管を通じて肺にばかり流れ、その血液はすぐに肺から心臓に戻って来てしまうので循環が破綻します（電気のショートのような状態です）。肺は血液と水分であふれかえり、呼吸困難に陥ります。また血液が肺にばかり流れて体に十分回らないので、重症例では腎不全になったり腸が壊死《えし》してしまったりします。

つまり出生前は命を育んでくれた動脈管は、出生後も開きっ放しなら、今度は命を取りにくるのです。この恐ろしいまでの二面性、まるでサスペンス・ドラマの犯人みたいです。

開けたら閉めて！（って、よく注意されましたよね）

動脈管が開きっ放しの生物は、全滅必至であることがおわかりいただけたことでしょう。ところが驚くべきことに、大動脈に匹敵する太い太い動脈管は、生後半日余りでほぼ閉鎖するのです（ネズミでは2～3時間）。

信じがたいこの展開、出生に伴う激変の影響なのですが、閉鎖のメカニズムを論じる前に、「そもそもなぜ、胎児の動脈管はそんなに太く開いているのか」が先決です。

動脈管の開閉には多くの因子が関与しますが、中心的な役割を担うのは「プロスタグランジン（正確にはプロスタグランジンＥ１）」という、取っつきにくい名前の化学物質だと考えられています。プロスタグランジンが豊富に存在すると動脈管は開き、プロスタグランジンがないと閉じてゆきます（血管が収縮するため）。

この長々しい名前の化学物質はどこから来るのか。何と、お母さんのおなかの中にいる間、お母さんと赤ちゃんをつなぐ要《かなめ》である胎盤です！

つまり、胎児の間は胎盤からプロスタグランジンが放出され、動脈管は開きっ放しとなって大いに役に立っていますが、生まれると胎盤から切り離されるので、プロスタグランジンが来なくなります。さらに肺で呼吸が始まることで血液の酸素濃度が一気に高まりますが、血液中の酸素は動脈管を収縮させます（酸素がプロスタグランジンの分解を早めるため、との考えも有力）。

また、肺が膨らむことで放出されるいくつかの物質は、動脈管を収縮させることが知られています。つまり生まれるやいなや、プロスタグランジンは来なくなるわ、酸素は上がるわ、何種類も収縮性物質が出て来るわ、さまざまなことが一気に起こるさまは、やぐらのかんぬきを抜いたよう。

あの太かった動脈管は急速に収縮しはじめ、半日余りでほぼ閉鎖し、２日もすると血液が全く流れなくなるのです。「まさに化学マジック！」ですが、開いている仕掛けにしても、閉じる仕掛けにしても、どう見てもハナシができすぎています。

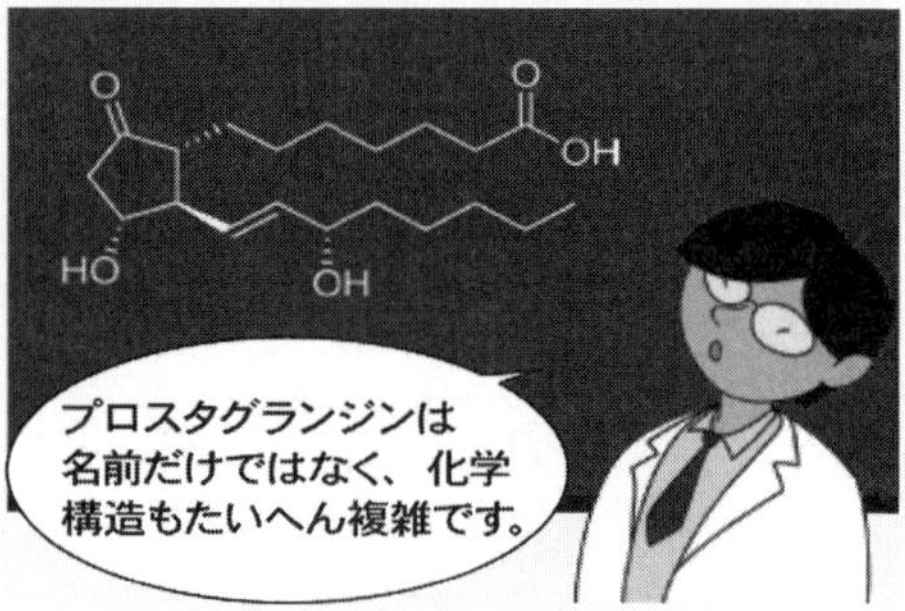
O
OH
HO
OH
プロスタグランジンは
名前だけではなく、化学
構造もたいへん複雑です。

図2　プロスタグランジン

これさえあれば

「要はそのプロスタグランジンってのさえ出ればいいんだろ？」と思った方、鋭いですが甘すぎます。プロスタグランジンは名前に負けない複雑な構造の物質（図2）。おまけにその原料は、人間が自分では合成できないので食物から摂取しなければならない「必須脂肪酸」なのです！

胎盤は胎児の付属物ですが、胎児が自分で必須脂肪酸を摂取したわけがありません。まずお母さんが摂取した必須脂肪酸が胎盤に取り込まれ、さらに酵素による7〜8段階の化学反応の連鎖が起きてプロスタグランジンが合成され、それが胎児に向けて放出される、というプロセスが必要です。

化学反応の1つ1つには酵素が必要ですが、それら酵素はどれも複雑なタンパク質で、「偶然持ってました！」なんてシロモノではありません。

プロスタグランジンの原料は、必須脂肪酸のほか細胞膜の構成成分（リン脂質）からも調達できますが、まず構成成分を作るところから始まるこの経路にはもっと多数の化学反応の連鎖が必要ですから、もっと多数の酵素がすでにそろっている必要があります。

逆に言えば、胎盤が必須脂肪酸を取り込めない、プロスタグランジンを分泌できない、なんて言うに及ばず、連鎖的な多くの化学反応のうちの１つの酵素がないだけで致命的です。すべてがそろわないとプロスタグランジンは胎児に届かないので、動脈管は早々と閉じてしまい、多くは流産。[注1]何とか生まれても心肺ともに悲惨な状態で、繁殖など夢のまた夢です（遺伝子操作で作った、プロスタグランジンに反応しないネズミで実証されている）。

この点だけ見ても、１つ１つ機能を獲得するなんて、馬鹿げた作り話としか言いようがなく、すべてが最初からそろっていたのでなければハナシが合いません。一方、上述の多数の機能が、偶然全部そろう、というのは不合理の極み。

ここにあるのは、そのように計画され、与えられないかぎり起こりえない事実です。

なぜ、私だけが……

驚きはこれで終わりません。出生までは大動脈並みに太いのに、生まれて半日もすると閉じてしまう、こんな血管はほかにありません（胎盤と直接つながっていた血管は話が別ですが）。「なぜ、私だけが……」なんて聞こえてきそうです。

プロスタグランジンをはじめ、動脈管が閉じる際の環境の変化は、細い血管も含め全身に

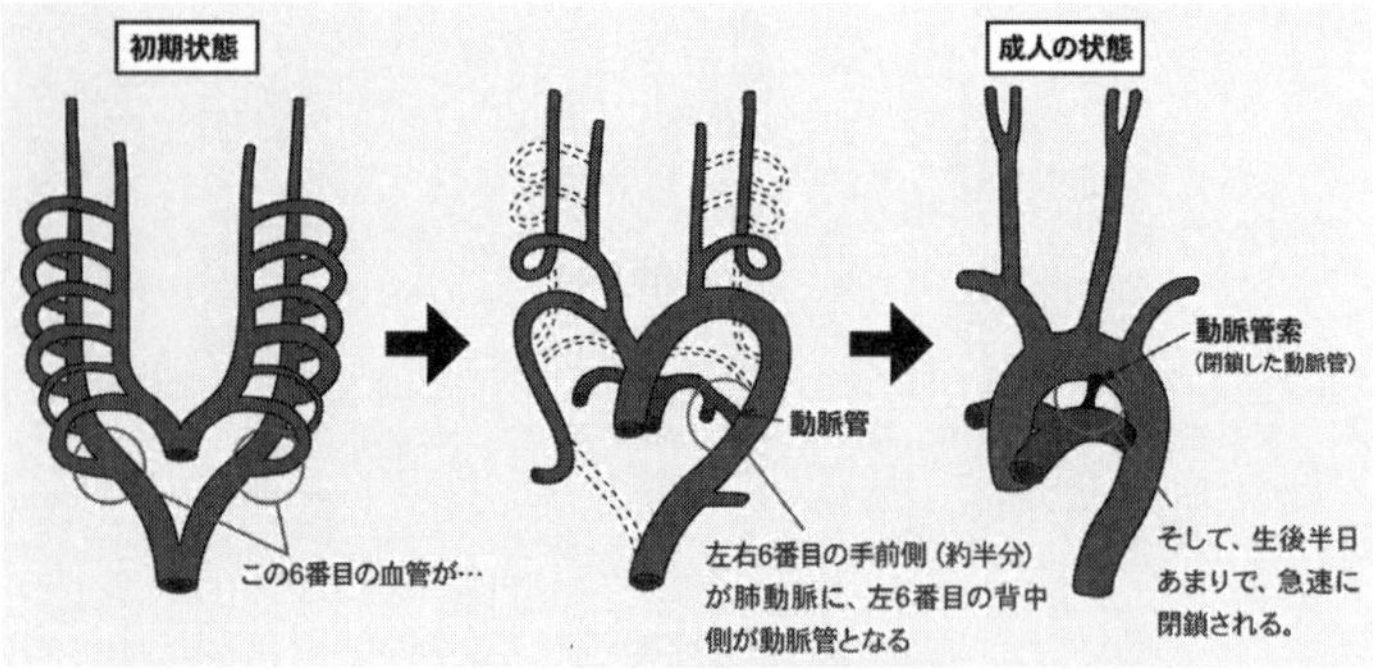
初期状態
この6番目の血管が…
動脈管
左右6番目の手前側（約半分）
が肺動脈に、左6番目の背中
側が動脈管となる
成人の状態
動脈管索
（閉鎖した動脈管）
そして、生後半日
あまりで、急速に
閉鎖される。

図3　胸部大血管と動脈管の形成

共通なのに、なぜ動脈管だけこんな特異な反応を起こすのか不思議ですよね。

実は、一口に血管といっても、動脈管は独特な組織をしている（血管壁内の筋肉成分が厚みも配列も他と異なる）ため、出生前後の激変の影響が派手に出るのですが、これだけで「なぁーんだ、そうか」なんて簡単に納得しないでくださいね。

なぜ、動脈管だけが独特な組織なのか。それは、私たちの血管系のでき方に手掛かりがあります。

私たちは1個の細胞から始まりました……もちろん、誰も覚えていませんが。その私たちの血管系が形成されてゆく初期段階の形態は成人と同じではなく、図3のように6対の左右対称な血管系ができた後、ある部分は成長する一方、ある部分が退縮して成人の形態へと完成されてゆきます。

そして6番目の手前側が左右の肺動脈となり、正常では右の奥側は早々と退縮するのですが、左の奥側は退縮せずに残り、これが動脈管なのです。今度こそ「なぁーんだ、そうか」と納得しそうになりますが、考えてみれば「ここだけ」が特別なのです。肺動脈とは一連の構造であるにもかかわらず、特に「ここだけ」上述したきわめて特異的かつ合目的的な変化を起こす組織である、という事実を、「単なる偶然」で片づけるのは公正でしょうか。

プロスタグランジンは全部の幼若血管に届けられたのに、それでも退縮するべき部分は退縮し、成長すべき部分は成長し、この動脈管だけは風変わりな組織を持つ血管として、隆々たる太さで残るのです。それが御用済みになるや否や、半日もすると閉じるとは！

おまけに出生前の数週間で、他の血管はどんどん成長していくのに、動脈管は一番内側の層が厚くなり、血管壁の収縮で閉塞しやすくなるヒダが形成されることが知られています。いかにも数週間後の出生に伴う激変を見越し、それに適切に対応する準備を始めているかのように[注2]！

もちろん、これらが起こるメカニズムはある。でも、メカニズムがあることと、無作為に自然に起こることとは全く別次元の話です。そのメカニズムが実現するためには、プロスタグランジンのような惹起《じやつき》物質が必要。多くの関連物質も必要。動脈管のような独特な標的組織も必要。

そして、それら全部が関与して適切な変化が起こるように、すべてが遺伝子にプログラムされていなければならず、また、そのうち一部の些細な欠陥だけでもシステム全体が崩壊して、赤ちゃんは出生前後に死亡します。その事実を踏まえてなお、システムが段階的に、あるいは無作為に完成したと考えるのは合理的でしょうか。

生命は、誰も介入しない自然現象の結果として存在しているのか、何者かがそれを導いたのかのいずれかです。「動脈管」なんて、正常では成人にはない血管で、名前も知らなかったかもしれません。赤ちゃんがスヤスヤ眠っているのを見ていると、こちらまで癒やされますが、その健やかさには何から何まで計算しつくされた動脈管の「マジック」が必要不可欠だったのです。

注1　妊婦が鎮痛薬を飲んではいけないのは、その手の薬にはプロスタグランジン阻害作用があり、流産の危険があるためです。
注2　未熟児では動脈管が閉じないケースが多いことと関係があるかもしれません。

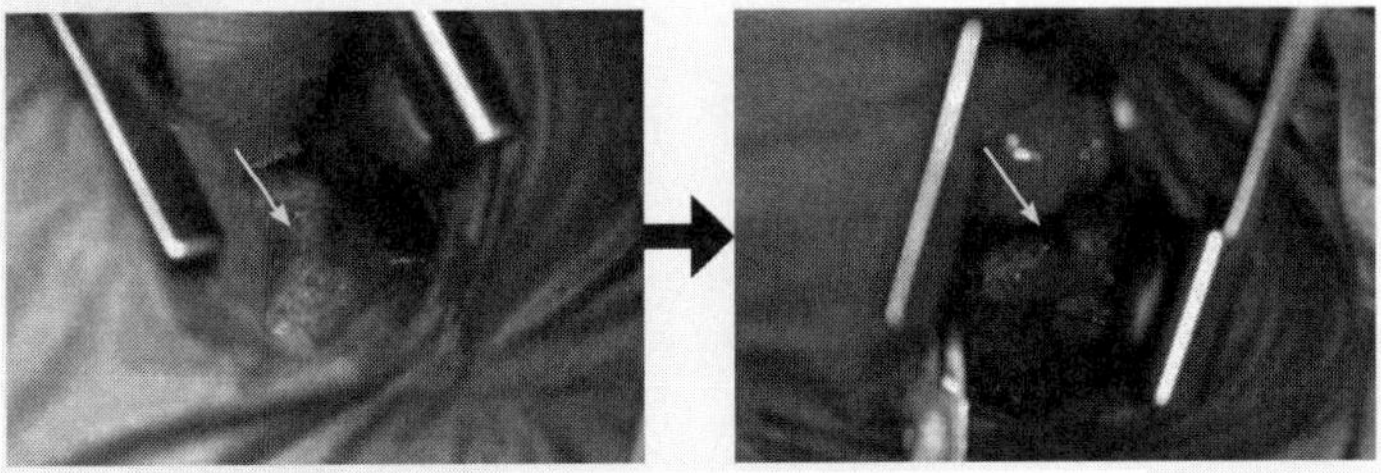

図4　新生児の動脈管開存症の手術

ある新生児

私の勤務する病院は新生児治療に特に熱心な県の母子医療基幹病院で、体重1キロに満たない極小未熟児がたくさん入院しています。

未熟児は動脈管が自然閉鎖しないことが通常よりはるかに多く、しばしばプロスタグランジン阻害薬を投与して閉鎖を図りますが、中にはそれでも動脈管が閉鎖しない児がいて、動脈管を閉じる手術が必要になることがあります。

近年は金属製のクリップで動脈管を閉鎖します（図4）が、手術が必要になるようなケースは血流量が非常に多いうえ、動脈管は特殊な組織で脆《もろ》いため、わずかなことで致命的な出血が起こりうる「怖い」手術です。子どもに手術なんて誰もが避けたい選択肢ですが、事実、危険性も低くはありません。

あるとき、新生児科の先生から連絡をいただきました。

「生後6日目の900グラムの男の子の動脈管を閉鎖する手術をお願いしたい。その子は動脈管が大きく開いているせいで下半身の血流が足りなくて腸が壊死《えし》して、生後4日目に人工肛門になってしまった。その後も動脈管は開いたままで、腎臓もやられてきているので急いで手術してあげてほしい……」

すぐに患者さんを診《み》に行きました。よく「赤ちゃん」というように、新生児って赤みを帯びているものですが、その児は黒ずんだ真っ赤、一見して異様な赤さでした。かなりむくんでもいました。

口からのどにチューブを入れて人工呼吸器で補助中でしたが、状態が悪いので十分に鎮静薬が使えず、あの小さな赤ちゃんが苦しそうに顔をしかめながら目を開き、しばらくするとスーッと眠り、またしばらくすると顔をしかめ目を開く。そしておなかには、1キロ弱の体にはあまりにも似つかわしくない人工肛門が……

医師になって20年あまり、私も随分いろいろな患者さんやご家族にお会いしてきましたが、「この小さな体で、こんな危険な状態になって、生後1週間で2回も大きな手術を受けねばならないとは……」

小さなクベースの前で、このときばかりは込み上げるものを抑えきれませんでした。何とかこの子を助けたい、しかし、いかにも全身状態が悪い、人工肛門から感染を起こす可能性もある、900グラムはむくみの水分込みの体重で、実際はもっと小さそうだ……手術を避けて通れないことは明らかでしたが、かなりリスクが高いことも明らかでした。気の毒に思うばかりでなく、一種の恐れをも感じる状況を前にして、私は黙って祈りました。

「神様、どうかこの子をお助けください。極端に状態が悪いですが、適切な手術をさせてください。自分のためにではなく、困っている方を助けるために医師にしていただいたのではありませんか。私の手のわざを確かなものにしてください。どうかこの子を助ける力を下さい」

翌日手術は行われました。内容的には1本の血管を金属のクリップではさんで閉鎖するシンプルなものなので、1時間ほどで順調に終わり、「あぁ、良かった。神様、感謝します」と思いながら車を運転して帰る途中、ふと思い出しました。私も小児外科手術で命を救われた者だったことを。

私は、胃の出口の筋肉が分厚すぎてミルクを飲んでも飲んでも吐いてしまう肥厚性幽門狭窄症という病気のため、生後2か月で手術を受けています。体重も3キロ以上あり、今回の動脈管手術の未熟児とは比較になりませんが、それでも時代が時代なら乳児期に死んでいたでしょう。それが手術で救われたのです。

私は両親にとって初めての子どもでしたが、まだ若く、原因をはじめ病気のことが十分理解できなかった母は、私が病気のために母乳を飲んであげることができなかったせいで、母乳たっぷりの乳腺に細菌が入って化膿してしまったのに、自分の母乳が悪かったせいでこの子はヘンな病気になったのではないか、もしこの子が死んだら私も後を追って死ぬ、と思い定め、疼《うず》く胸を抱え、毎日ベッド柵にすがって泣いてくれていたそうです。

自分もそうやって心配してもらい、大切にしてもらい、特別に治療をしてもらって、大人になったのだ。私なんて存在しなくても世の中はちっとも困らなかったのに、自分の力で生きたのではなく、一方的な恵みによって私は生かしていただいたのだ。感謝で涙が噴き出してきて、前が見えなくなりました（運転中なのに……危ない……）。

もう一点、考えました。

若い母親が具合の悪い子どもを抱え、「事と次第によっては自分も死のう」と毎日涙にくれている姿に積極的な意味を見出しうる人はまずいないでしょう。積極的意味どころか、慰めようもないという状態ではないでしょうか。

でも、その具合の悪かった子どもが成長して、その経緯も影響して志を与えられて医師となり、かつての自分よりもさらに困難な状況にある方々の役に立てるとするならば、この経緯でなければならなかったかどうかは別として、あの母親の涙には確かに積極的意味があったのではないでしょうか。

その時点では全く理解できなかった嘆きと悲しみにも、意味があったのです。私たちは苦難を経験します。理由も意味も見出しえない、つらく避けたい出来事の数々。その1つ1つについて、万人の納得が得られる意味づけを私たちはできません。それどころか、理解できないことばかり、共にうつむくことしかできないことばかり、苦難が苦難にしか見えないことばかりです。

人は一生、暗やみと、悲しみと、多くの悩みと、病と、憤りの中にある。

（伝道者の書　5章17節、口語訳）

私たちは毎日苦闘しています。どうしてなのかも、いつまでなのかも、どうなるのかもわからずに。湧き起こる怒りも、嘆きも、怨みも抑え込みながら。

でも明らかに言えることは、目に見えるものがすべてではない、ということ。ご自身の摂理に基づいてすべての出来事を導かれる方がおられることを、苦難にも何らかの意味がきっとあることを、今は部分的にしか知らないことを完全に知るときがやがて来ることを、希望は失望に終わらないことを、その他多くの約束の御言葉を、私たちは喜んで信じます。これらが空しい文字や言葉ではなく、人間をお造りくださったなどという、最も馬鹿げているように聞こえることすら事実であると知っているからです。

世にあっては苦難があります。しかし、勇気を出しなさい。わたしはすでに世に勝ちました。
（ヨハネの福音書 16章33節）

付記　多くのことを教えてくれた900グラムの児は、後日、人工肛門も閉鎖できて元気に退院しました。ハレルヤ。

第5章 生きている精密機械——心筋

慢性心不全の中年男性とその奥さんを前に、私は病状説明を始めています。

「今はずいぶんおなかが張っていて、息苦しいようですね。いつ頃からですか」

「いや、こんなになったのは先月ぐらいからですけど、むくみは5年以上です。近所で利尿剤を出してもらって、最初は夜だけでしたが、今は一日中むくんでます。妻もどんどん悪くなってるって言うし、腎臓かなぁと思ってこの病院に来たら循環器に回されて……収縮性心膜炎で手術が必要だって言われました」

「ええ、確かに胸にもおなかにも水がたまっていて、心臓が原因のようです」

「主人はそんなに心臓が悪いんですか」と、心配そうな奥さん。

「うーん、検査入院のときのデータだと正常のほぼ半分。1分間で2リットルちょっとしか体に血液を送れてないですねぇ」

「えっ、2リットルじゃ足りないんですか。じゃあ、正常っていくつなんですか」

「5リットルです」

「5リットル～っ?」

「5リットルにしたって安静時で、運動時には心臓はその5倍働くんですよ。ただ、1分間に5リットルって、1日にすると500ミリリットルのペットボトル飲料15、000本分です。それなのに、体に血液を送り出す左心室は握りこぶし1つ分程度の大きさしかないんです」

ご夫婦は驚きと困惑がないまぜに「15、000本なんて聞いても多すぎて見当つかないし、心臓の仕事と大きさはかけ離れすぎていて、何だかピンと来ないというか……」

「でしょう? 心臓マッサージってご存知ですか。心停止状態の方の前胸部をそれこそ馬乗りになって全力で律動的に圧迫して、動かない心臓の代行をする処置です。あれね、屈強な救急隊員でも100ミリ水銀柱(mmHg)を超える血圧が出せることは多くないし、仮に出ても数分と続かないんです。本気で何分も心臓マッサージすると、肋骨が何本も、時には胸骨まで無残に折れてしまうんですが、圧迫の激しさとは裏腹に血圧が出なくなってゆきます。胸を開いて直接心臓を圧迫する開胸心臓マッサージも効果はほぼ同等なので、この不十分さは胸の外から押すからじゃない。ラグビー部か柔道部か、という一団が入れ替わり立ち替わり、汗だくでやっても数分がせいぜいという重労働を、ゲンコツ1つ分の心臓が何年も四六時中続けるなんて、どう見ても「秘訣」なくして不可能ですよね」

一斉射撃

最大の「秘訣」は、ご紹介したとおり、心臓全体がほぼ同時に収縮することです。簡単におさらいすると、心臓は弱い電気刺激で収縮します。

電気は心房レベルを0・04秒、心室レベルは刺激伝導系を0・06秒で駆け抜け、一瞬で心室全体に電気が伝わるので、全体がほぼ同時に収縮するのでした（第1章の図1〔18頁〕）。のんびり刺激が伝わり、心臓の各所が順々に収縮するのでは、全く機能を果たせません。

つまり「驚速」の伝導システムは最初から心臓に備わっていたはずだし、そもそも自動的な刺激発生機能がなければ、心臓は収縮指令を待つ肉の塊にすぎません。その他の念の入った機能も、段階的に獲得したとは考え難いことをお示ししました。

ただ、「一気に力が加わる」という点は心臓マッサージも同じ。全体がほぼ同時に収縮することはきわめて重要ですが、それだけでは心臓の桁外れの仕事を説明できません。他にもいろいろと秘訣がありそうです。

秘伝？雑巾しぼり

濡れた布から水をしぼるのに、単にギュッと握る人は相当な素人。少し家事もやったほうがよいでしょう。普通は必ず布を束ねてねじる、いわゆる「雑巾しぼり」の要領でやります。そのほうがはるかに効率的に水をしぼり出すことができるからです。

心臓マッサージは、そのド素人。ほかにやりようもないので、単にギュウギュウ押しているわけです。では心臓はどうでしょうか。

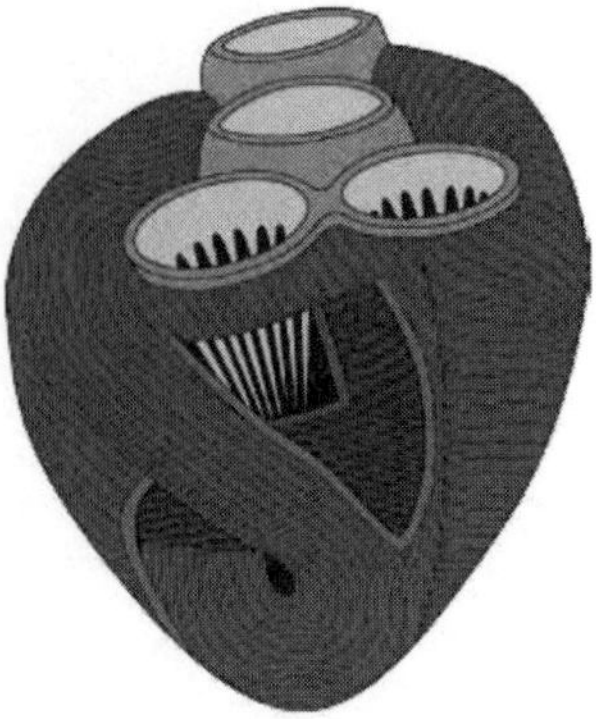

図１　心筋の重層構造

実は、体に血液を送り出す左心室の心筋は大きく3層に分かれ、それぞれの層の心筋は互いにタスキ掛けになる方向に走行しています（図1）。そのため左心室が収縮するとき、単に内側に向かって凹むのではなく四方八方から力が加わる「雑巾しぼり」、それも雑巾をしぼりつつ、そのしぼる両手をもねじりながら近づける、という念の入った動作になるのです。

事実、手術で見ていると、心臓は収縮しながらせり上がるように動きます。この収縮様式の効果が、外から一方向に押し潰すのとは比較にならないほど大きいことは明らかで、心筋がタスキ掛けになっていることは驚異的な仕事の大きな秘訣です。

ただ、いかにも複雑な造りですよね。胎児期、私たちの心臓は捻れながら形成されますが、単にそれだけなら心筋は斜めにはなっても、タスキ掛けなんて手の込んだ造りにはなりません。背後の巧妙な計画の存在が強く示唆されますが、感心するのは早すぎます。

「でも主人は心臓を覆っている心膜が悪いんでしょう。心筋じゃないですよね」
「うーん、実は長くなってくると心筋にも問題が及ぶこともあるんですけど、じゃあ、心臓の外側の心膜の問題でなぜ心不全になるのか、お話ししますね」

飛ぶ前にかがめ！

脚を伸ばしたままジャンプしてもタカが知れています。高く飛ぼうと思えば、まず膝を屈めてタメを作ってジャンプしますよね。

心臓の働きというと、収縮して血液を送り出すことばかり注目しがちで、もちろん、収縮は非常に重要ですが、それは言わばジャンプの部分。ジャンプの前に屈まなければ、心臓の場合は送り出す血液をため込まなければ、能力抜群でも「仕事にならん」。

雑巾しぼりの強烈な収縮の約1秒後には、心臓はまた同じように収縮しなければならないので、いかに目覚ましい一発でも、野球のホームランやサッカーのシュートみたいに技に酔いしれているわけにはゆきません。

そして事実、次の収縮のための準備が、まさに間髪入れずに行われます。0・2秒程度で天井まで吹き上がるほど強烈に血液を送り出した心臓は、そのわずか0・1秒後には完全な脱力状態になり、内圧は100ミリ水銀柱以上から一気に1ケタ、10ミリ水銀柱未満へと低下するのです。

心室の圧が心房の圧より低くなるため、閉じていた入口の弁が開いて心室にドッと血液が流入し、追い打ちをかけるように心房が収縮してさらに血液を送り込みます。そこへ次の収縮指令が舞い込み、またまた雑巾しぼりの強烈な収縮！　いや、実にウマくできてますねぇ！


「心臓マッサージで単に外から押し潰すのとの決定的な違いは、この弛緩と充満です。弛緩が不十分で心室に血が充満しないので、必死で心臓マッサージしても心臓の3割程度といわれてて、意外なほど実を結ばないんです。収縮性心膜炎で心膜が硬くなった場合も、充満が制限されてしまう。すると収縮力はあるのに体に十分血液を送れない、つまり心不全になってくるんです」
「なるほど、わかります。ただ先生、さっきちょっと心配なことおっしゃいましたね。もう5年以上になりますけど、私は心筋のほうは大丈夫なんですか？」
「あ、心配させてすみません。心筋は元気に収縮していて、心膜さえ手術で解決すればきっと良くなります。それにしても心筋って、絶妙にできてるんですよ」

元祖！　ハイテク電子機器

収縮―弛緩のサイクルは、ウマくできた自然現象なのでしょうか。電気刺激によって心筋細胞が興奮（脱分極）して収縮が起きます。弛緩は次の電気刺激に対応できる状態に戻る（再分極）ということです。

心臓の収縮＝脱分極が一斉射撃だとすれば、０・１秒後の弛緩＝再分極は、一発撃ったら次の号令に備えて「すぐに」「確実に」次の弾を込めるイメージ。次の号令に間に合わない「のんびり」は実にまずいし、反応したりしなかったりの「不確実」も実にまずい。

ミクロのレベルでは、この脱分極―再分極は、心筋細胞にナトリウム、カリウム、カルシウムの３種類のイオンが出入りして起こる現象ですので、イオンの出入りは迅速かつ正確に

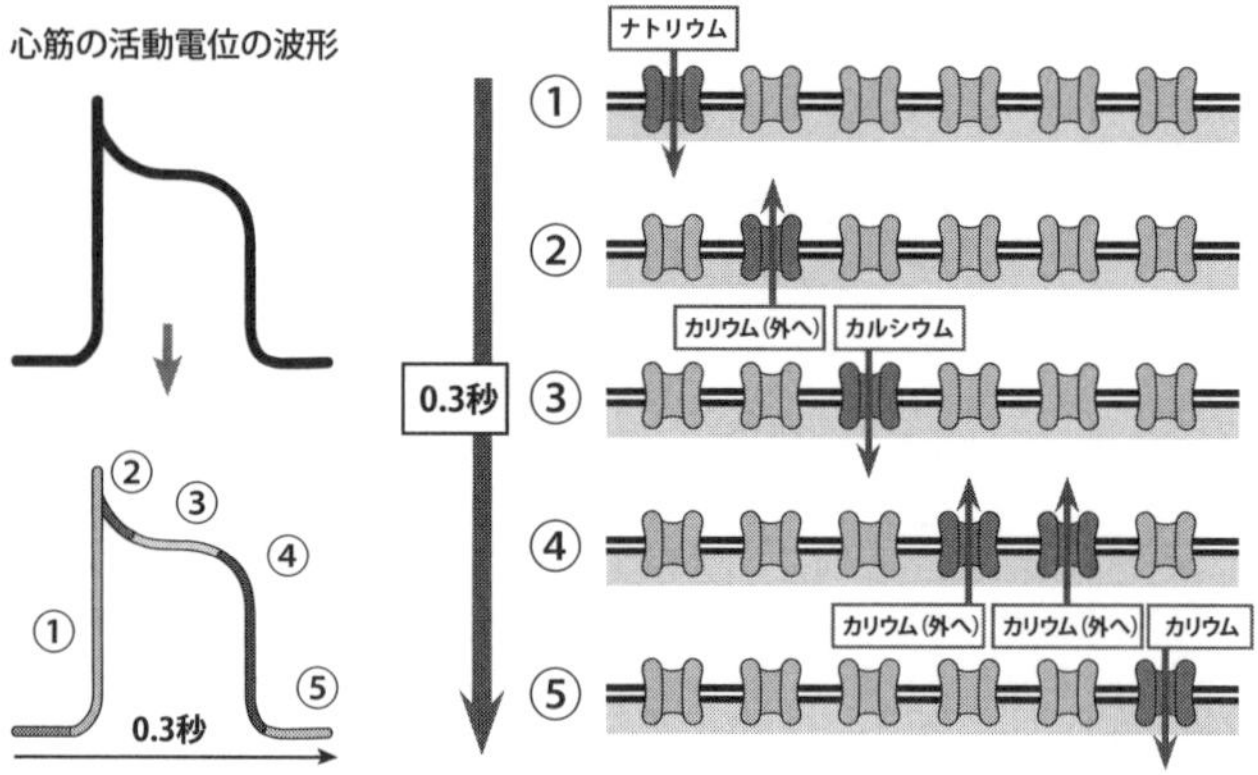

図２　心筋の脱分極と再分極

調節されることが必要です。随所からイオンが出入りするのでは調節なんて不可能ですが、心筋細胞にはイオンの種類ごとに通路（チャネル）が備わっており、代表的な通路だけで6種類あります（特にカリウムは役割の違う通路が複数ある）。

それらの通路が互いに連鎖しながら開き、ある通路は瞬時に、ある通路は緩やかに、秩序立って閉鎖し、脱分極─再分極が起きます（図２）。

この脱分極─再分極は、明らかに複数の現象の連携を前提としたシステムであり、個々の現象の寄せ集めではありません。

どれか1つ通路があれば何とかなる、どころか、例えばナトリウムの通路はできたけどカルシウムの通路はこれからです、とか、未完成でナトリウムもカリウムも区別なく通ります、とか、開くのに随分時間がかかります、など、主要な通路に深刻な欠陥があれば、その生物は心臓がうまく機能せず生存不能です。

少なくとも主要ないくつもの通路が「一定以上の機能を備えて」「最初から」そろっている必要があり、全部の通路を段階的に獲得してきたとは考え難い。でも、これらの通路はそこを通るイオンとは比較にならない大きなタンパク質。例えて言えば、塩・砂糖・小麦粉などを規定量ずつ注入する、食品工場の巨大な機械みたいな感じです。

タンパク質を構成するアミノ酸は20種類あるのですが、アミノ酸の配列が不正確だと多くのタンパク質は無機能状態に陥ります。無作為にアミノ酸を並べて適切なものが選ばれる確率は、１つ１つについて原則的に１／20！　厳しく限定されます。

もちろん、抜け落ちや余分なアミノ酸の介在は、深刻な問題にならないもののほうが少ないでしょう。ですから、何百ものアミノ酸で構成され、その3倍以上のＤＮＡで規定されているイオンの通路は、どれ１つ取っても「偶然持ってました」なんてシロモノではありません。

私たちがそれをご丁寧に何種類も持っているということは、一体何を意味しているのでしょうか。

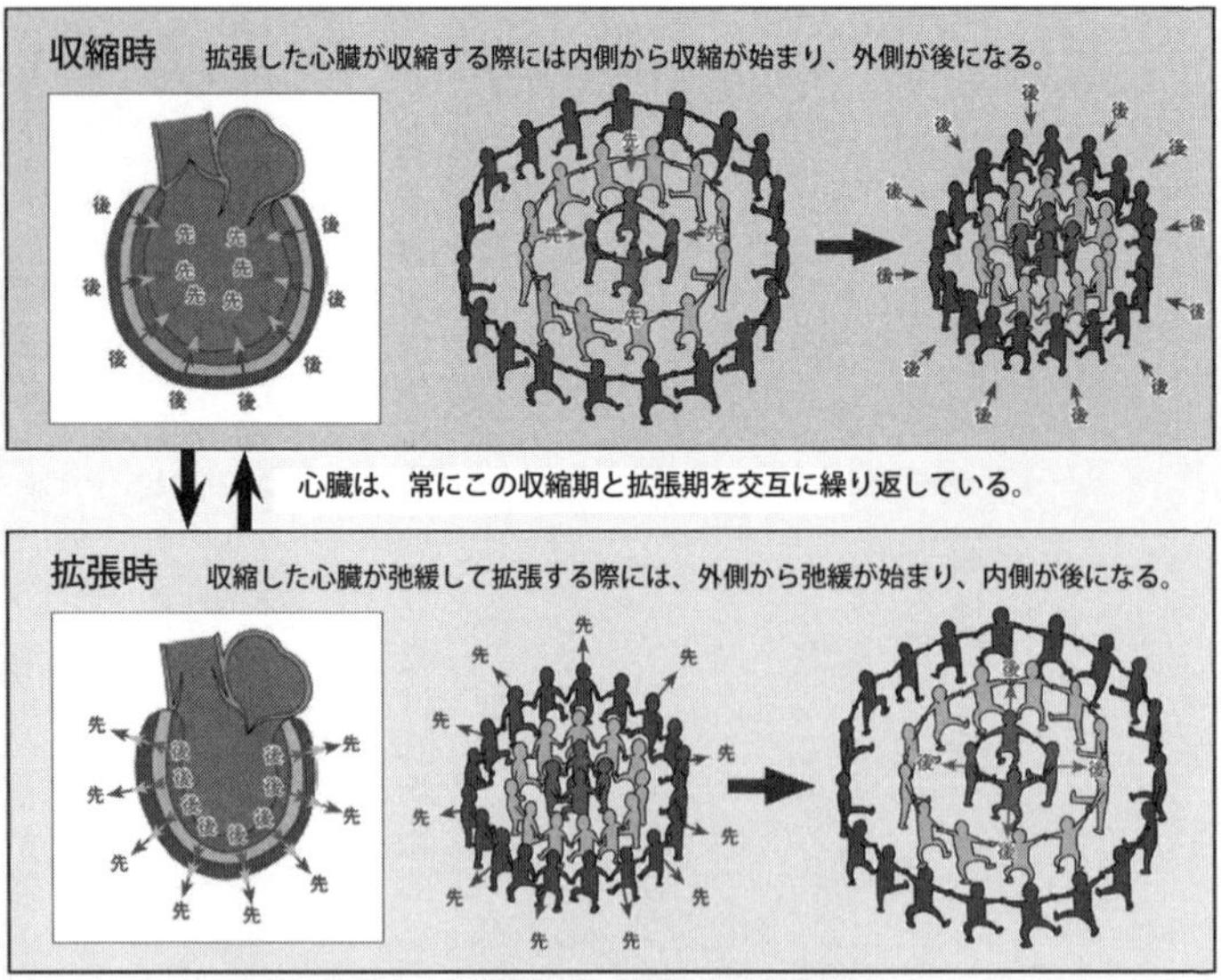
収縮時
拡張した心臓が収縮する際には内側から収縮が始まり、外側が後になる。
心臓は、常にこの収縮期と拡張期を交互に繰り返している。
拡張時
収縮した心臓が弛緩して拡張する際には、外側から弛緩が始まり、内側が後になる。

図3　心臓の収縮・弛緩の絶妙な時間差

演技の極意

幼稚園や小学校の運動会や学芸会で、子供たちが何重もの輪になり、内側に縮んだり外側に広がったりして踊る演技がありますね。

あの演技は、輪が縮むときに外側の子供が先に進んだり、広がるときに内側の子供から動いたら、通勤ラッシュみたいな衝突が起きてスムーズにゆきません。

縮むときは内側の子供から進み始めて外側の子供が続き、広がるときは外側の子供から退き始めて、内側の子供が続くようにすればうまくゆきます。

演技を想像して子供たちの愛らしさに思わず微笑んだ顔が凍りつく人がいるか

もしれませんが、実はあの動き、心臓とソックリです（図3）。

心臓の収縮指令を伝える刺激伝導系は心臓の内側を走るので、指令は内側に先に到着し、内側の心筋から収縮が始まり外側がそれに続く、と、ここまでは普通。

そして心筋はどこも収縮時間が同じなら、当然内側から弛緩が始まるはずですが、驚くことに内側と外側は収縮の持続時間が違い、外側の収縮時間が短いため、弛緩するときは外側から弛緩が始まり、内側が後になる。そのため心臓は通勤ラッシュ状態にならず、スムーズに拡張できます。ね、ソックリでしょ？

そしてスムーズに拡張するからこそ、100ミリ水銀柱以上の吹き上がるような心室の内圧が、わずか0・1秒で10ミリ水銀柱未満に低下するのです。この低下がいかに重要かはすでに述べました。

この収縮時間の違いは、外側の心筋にはカリウムの通路の1つが少ないためですが、少ない理由は不明。明らかなのは、これはどう見てもハナシができすぎだ、ということです。

もちろん、特定の通路が少ない理由はあるはずですが、肉体の必要に応えるべく適切なメカニズムが発現するということは、その必要が生じたら対応できるよう、現実にはその必要が生じる前に遺伝子が用意されていたわけです。そんなこと、自然現象で起こりうるでしょうか。

狭き門

心筋細胞のイオンの通路は単にイオンが通ればＯＫではなく、実に細かい制約があります。例えば心筋のカルシウム通路は骨格筋の100倍（！）の時間開き続け、それに呼応して収縮時間が格段に延びて、雑巾しぼりの収縮が有効に起こります。

心筋のカルシウム通路が骨格筋と同じ時間しか開かない生物は、生存も困難です（ちなみに、他にもいろいろな理由があって、さまざまな工夫を施しても骨格筋は全く心筋の代用にならないことは、科学的に確認された事実）。

その一方、イオン通路が「迅速に完全閉鎖しない」なんて、瑣末《さまつ》に思える異常が致死的な不整脈を招く（いくつものイオン通路で、閉鎖不完全は破滅的）ことは、制約の厳しさを象徴しています。これは心電図の特徴から「ＱＴ延長症候群」と呼ばれる10余りのタイプがある疾患群で、異常なイオン通路も遺伝子も特定されており、どのタイプも変異した遺伝子は1つだけ。しかもその遺伝子の中のごく一部。

そんなわずかな違いであっても、あるタイプの方は睡眠中に、あるタイプの方は運動で、あるタイプの方は物音で目醒めたとき、死に直結しうる不整脈に見舞われます。イオン通路は、ごく一部の変異でも生命にかかわるのです。

いかなる遺伝子変異も許容できないかどうかはともかく、「滅びに至る門は広い」ことは確実で、複数のイオン通路が障害されたタイプが知られていないのは、そんな状況では生存できないことを強く示唆しています。

これらのイオン通路を進化によって段階的に獲得・完成したのなら、完成前の生物は心臓がまともに機能しないか、片っ端から致死的不整脈が起きて安定生存できません。少なくとも主要なイオン通路がすべて、ほぼ完全な形で最初から備わっていて、脱分極—再分極のシステムを構築していたと考えざるをえないのです。

生命は、誰も介入しない自然現象の結果として存在しているのか、何者かがそれを導いたのかのいずれかです。ここまで見てきた心筋の機能は、無作為に、しかも極端な長時間をかけて完成した可能性があるでしょうか。

特にこの脱分極—再分極のシステムを見て、なお「ウマくできてるのは自然現象だ」と主張し続けるとしたら、それこそ不自然というものではないでしょうか。

心臓に関する結論

心臓関係で5回、「刺激伝導系」、「心房中隔」、「心臓弁」、「動脈管」、「心筋」を考察してきました。どの点に関しても人類の知識はごく一部であり、私の知識はそのまたごく一部ですが、それすら全部は書ききれません。奥が深すぎます。

心臓の1つ1つのパーツの機能はきわめて優れており、制約だらけの条件がすべてそろわないとその機能は成立せず、しかもその優秀さは生存にとって必須です。ですから、パーツを個別に取り上げて検討しても、「段階的に獲得した」とか「偶然持っていた」とはおよそ考えられず、最初から「ほぼ完成品」だったと推定されるのです。さらに重大なのは「すべてのパーツがほぼ完全でなければならない」ことです。

例えば刺激伝導系だけ完璧でも、心臓の機能は全く果たせません。それどころか、例えばすべて完成品でも心臓の弁だけは全然ダメなら、その生物は生存できません。あるいは全部OKでも心臓が骨格筋でできていれば、生存は不可能です（かつてその手の試みが多数行われ、ダメだと結論が出ている）。

仮にあれこれ完璧でも、心房中隔が全く形成されないとか、生後も動脈管が開きっ放しとか、あるいは逆に心房中隔や動脈管が早々に閉鎖しても、近代医学の発達した昨今ならいざ知らず、その生物は出生直後には全滅です。

「さまざまなパーツのすべてで」「制約だらけの条件を」「いくつも」クリアーしている必要があるのですから、段階的な向上では達成不能です。進化を大前提に、卵生の時代は、とか、2心房2心室でなかったら、とか、根拠のない話をいかに並べたところで、現物は自然現象では全く説明がつきません。

そして賢明な読者はお気づきでしょう。

この事実は心臓以外についても同じです。超自然的な介入があったと確信するに十分な、感謝するに十分な「しるし」が、私たちの外にではなく、私たちの中にあります。嬉しいですね。

第6章 炭水化物は敵か味方か——糖代謝

世の中、健康ブーム・ダイエットブームで、巷には健康情報が乱れ飛んでいますし、持病があると検査データが気になるものです。その日、糖尿病持ちの狭心症女性が、外来に来るなり挨拶もそこそこに尋ねてきました。

「先生、今日の血糖値、いくつでしたか?」

「うーん、170あるねぇ。いつもより高いけど、何かありました?」

「やっぱり! ヤバいと思ったのよ! 私ね、食事療法頑張ってたでしょ? でも先月、お友達3人で旅行に行って、お料理がおいしくて、ついつい食べすぎちゃったの。戻ってからは節制したのに、やだわー。私、今日から炭水化物、完全に抜きます!」

「いや、あの、ちょっと、抜きってのは……」

炭水化物といえばダイエットの大敵。特に若い女性には目のカタキにされている印象すらありますね。では、私たちは炭水化物は一切抜きでもよいでしょうか。

もちろん、答えは「ＮＯ」。

炭水化物のおもな構成単位であるブドウ糖こそ、生物のエネルギー源の基本中の基本であり、体を動かせるのはブドウ糖あってこそと言っても過言ではありませんし、脳や赤血球にいたっては、ブドウ糖のみをエネルギー源として使います。ブドウ糖を摂取して活用できることは、生物の生存にとって必須の能力です。

元祖！　ドミノ倒し

物質を化学反応によって処理し、エネルギー産生などを行うことを「代謝」と呼びます。ブドウ糖の代謝はエネルギー源の基本中の基本ですが、これを「シンプルな過程」のように思うとしたら、それは全く違います。

ブドウ糖は細胞質内で11段階（解糖系）、その後、細胞内小器官のミトコンドリア（聞いたことあるでしょう?）でさらに10段階（クエン酸回路）の化学反応が、まるで「ドミノ倒し」のように連鎖的に進んでエネルギーを生み出し、二酸化炭素と水になります（図１）。

それらの化学反応が起きるためには、１つを除いて生物の体内とはかけ離れた環境が必要で、「37℃・ほぼ中性」という細胞内の環境では容易には起こらないはずですが、細胞が合成するタンパク質である酵素の働きによってスムーズに反応が起こるようになっています。

　換言すれば、生体内で代謝の反応が起こるためには酵素が必要不可欠です。しかもブドウ糖代謝の合計20の化学反応1つ1つに対して異なる酵素が必要であり、私たちの体の細胞には、それら20の酵素が全部そろっています。

　個々の酵素は、モノによってはアミノ酸が900個以上も「正しく」配列される必要があるタンパク質であることを思うと、個々の細胞が自前で20の酵素すべてを合成できることは驚くべきことですが、驚くのは早すぎます。

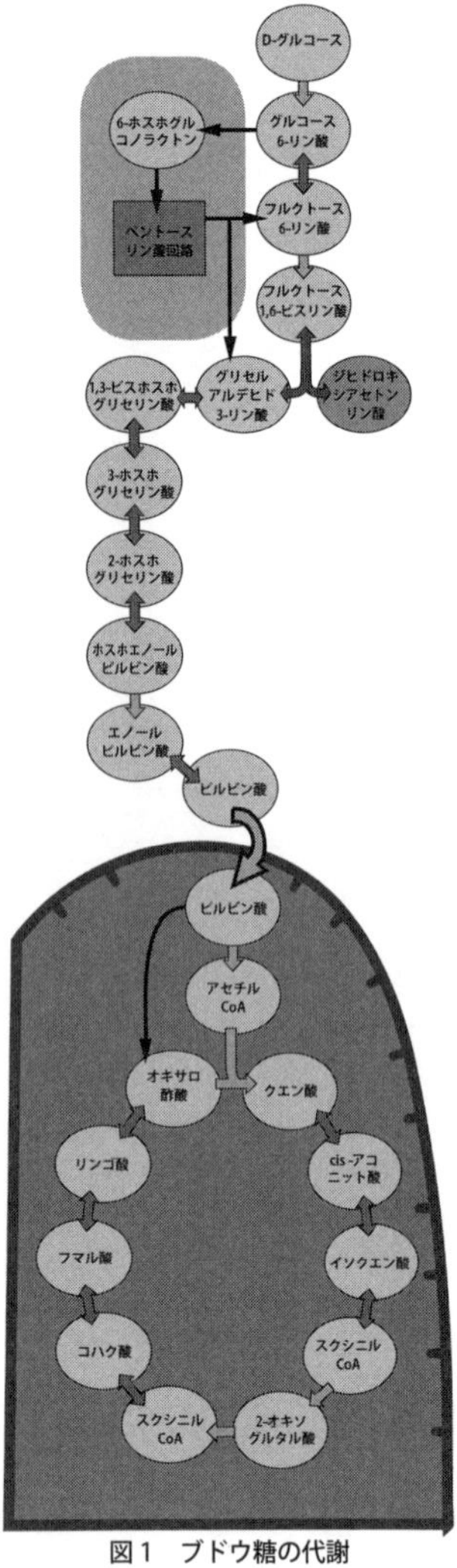

図1　ブドウ糖の代謝

私が「あのね、今日は食後何時間で採血しました？」と質問すると、

「1時間弱かしらね。受付と採血だけして、結果が出るのにしばらくかかるから、一旦家に戻ってたんですけど、それが何か」と逆に質問が返ってきました。

「いや、糖尿病って人によって血糖の変動パターンがいろいろなので、一応……」

「でも先生。1時間で採血しても、検査の数が多かったりして2時間後の測定になったら、それっていつの血糖値なんですか？」

「おっ！　それは鋭い質問ですよ」

顕微鏡的バケツリレー

ブドウ糖代謝の20に及ぶ化学反応は、一部を除き、平衡の原理（化学で教わりましたよね）に基づいて進行します。「難しい」と思い込まずに読み進めてください。つまり、

A＋B⇕C＋D

の反応なので、CやDがどんどん減ってゆく正常の状態では、反応はどんどん上から下に進みますが、もしCやDが蓄積すると、反応は止まってしまうのです。ですから、例えばブドウ糖代謝の前半である解糖系11段階の何番目かの酵素がブロックされると、その反応の前

の中間代謝物質が蓄積しますので、1つ前の反応もストップする。すると、そのまた前の中間代謝物質が蓄積するので、2つ前の反応もストップ……と連鎖的に反応がストップします。中途半端に、あるいは非効率的にエネルギーが生み出されるのではありません。たった1つの酵素をブロックするだけで、システム全体が停止してしまうのです。実際、血糖値の測定は、フッ素化合物で8段階目の酵素をブロックすることでブドウ糖代謝全体がストップする、という現象を利用して測定されます。

「だからフッ素入りの専用採血管なら、1時間後に採血すれば1時間後の血糖値です」
「専用採血管じゃないと、放っておくと連鎖反応が進んで数値が変わってくるのね」

連鎖反応とソックリの例はバケツリレーです。10人でバケツリレーをするはずが、例えば5人目のメンバーがいなくなって4人目から6人目にバケツがわたらなくなると、気の毒にも1人目から4人目まではバケツを両手に、6人目から10人目は何も持たぬまま茫然と立ちつくし、全体がストップしてスタート地点には山積みのバケツ（図2）。

そしてこれが「これら多数の酵素を段階的に獲得した」と仮定した場合の、全酵素を獲得する前の状態です。ブドウ糖を活用できないこの状態は、きわめて生存困難です。

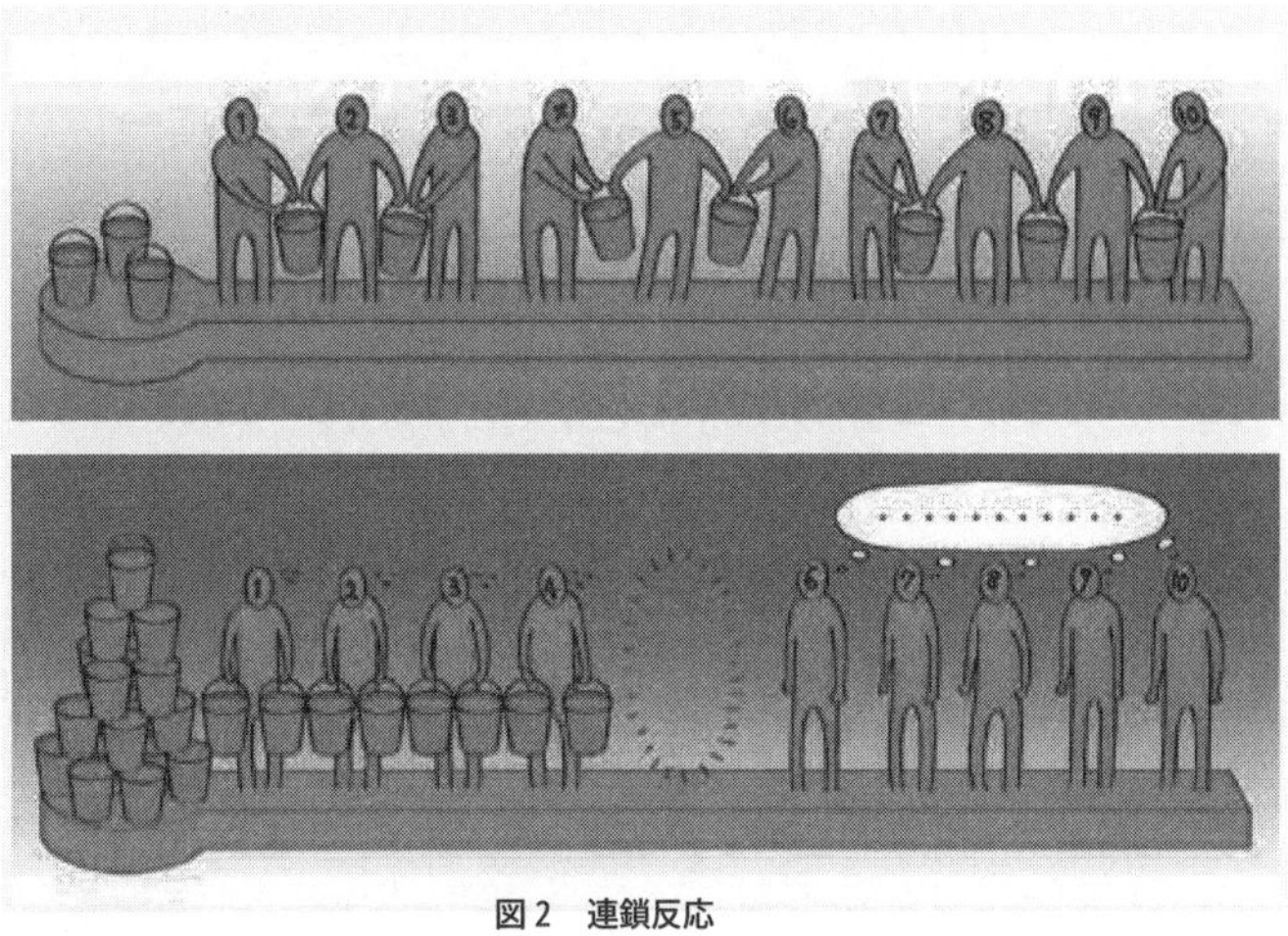

図2　連鎖反応

この仮定では、システムとして機能しない以上、合成する意味がない酵素タンパクを、エネルギーを消費しつつ何種類も何種類も持っていたことになり、珍妙そのもの。

最初からすべての酵素を持ち、エネルギーを得ていたのでなければ話の辻褄が合いません。

でも、何百ものアミノ酸の適切な配列を必要とする酵素を最初から20余も備え、ドミノ倒しのように系統立って化学反応が進んでゆく、なんて、計画なくして起こる可能性があるでしょうか。

「うーん。でも先生、1つの化学反応には1通りしか方法がないんですか」

「ある酵素が存在しない状況で何とかなる

か、ということですね。例えば解糖系の2番目の反応を経由せず迂回する反応系がありますけど、解糖系が完成する前はその手の迂回路に依存していた、という仮説は、一層始末に負えない矛盾に直面しますよ。その迂回路がまた何段階もの化学反応の連鎖で、はるかに多くの酵素が必要ですから」

「あらー。よく、何とか欠損症、なんて聞きますけど、酵素抜きだと効率とか落ちるにしても何とかなるんじゃありません?」

「『欠損症』という言葉はすごく誤解されてて、酵素を『まだ持っていない』のではなくて、わずかな遺伝子の変異によって『性能の悪い＝活性の低い酵素になってしまった』疾患なんですね。解糖系にも『酵素欠損症』はありますけど、多くはミスセンス点変異といって1箇所だけの遺伝子変異で、それでも大幅な活性低下を来たす変異では乳児期までに死亡します。ブドウ糖代謝経路の酵素どれ1つでも100％の活性喪失は致死的と考えられていますから、どれか1つでも『まだ持ってません』というのはアウトですね」

「マァー。じゃあ、当初の酵素は活性が低かったのが、進化して優れた活性を持つようになったというのは？」

「それ、ありがちな主張ですねぇ。でも最高の活性ではないにせよ、何百ものアミノ酸でできている、その酵素がいかにしてできたのか、おまけに、ブドウ糖代謝の酵素だけでも何種類も必要、と具体的に検討すると、無作為に起こりうるでしょうか」
「エェー？　じゃあ、昔は違うシステムでエネルギーを得ていた可能性はないですか？」
「いやいや、全く違う物質からエネルギーを得るシステムから、ブドウ糖を使うシステムに切り替わるのは、段階的に完成する以上の矛盾だらけ。プランなしでは無理ですよ」

あまりにも合目的的な調節

このブドウ糖代謝経路は、常に全速力でエネルギーを生み出しているのではなく、絶妙に調節されています。

専門的になり過ぎるので詳細には述べませんが、要するに、エネルギーがあまり必要ないときにはブドウ糖の分解が抑えられる一方、分解物質からブドウ糖への合成を進め、さらにブドウ糖からグリコーゲンを合成して貯蔵するように、逆にエネルギーが多く必要なときには加速度的に反応が進んで需要に対応できるように、またグリコーゲンをブドウ糖に分解して供給自体を増すように、と、徹底的に「うまく」できています。

それは細胞質内の解糖系とミトコンドリア内のクエン酸回路が呼応しあうだけではなく、

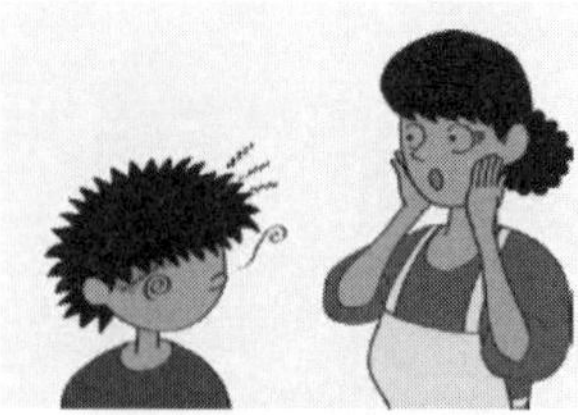

活動するたびに著しい低血糖

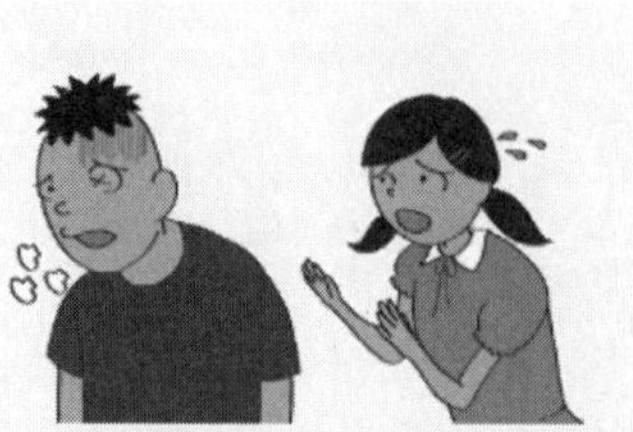

いつも全速力で走っているような呼吸

異なる栄養素であるアミノ酸や脂肪も関連し、代謝産物の濃度や、インシュリンをはじめとするホルモンが適切な促進・抑制を行う、非常に良くデザインされた一大システムです。

　これまたあえて段階的にシステムが確立されたと仮定すると、促進や抑制が適切に行われなくて、活動するたびに著しい低血糖になって意識を失う、とか、安静にしているのにブドウ糖の分解がどんどん進み、二酸化炭素が多量に産生され続けて、いつも全速力で走っているような呼吸をしている、などなど、繁殖はおろか生存もままならない状態が久しく続いていた……、といった噴飯《ふんぱん》ものの結論に陥ります。仮定に無理があるのです。

まだまだ一部

ブドウ糖の代謝がいかに良くできているか、代謝システムの一部でも問題があるといかに困った事態になるかを紹介しましたが、他の栄養素、例えばアミノ酸の代謝も凄いです。

　アミノ酸は20種類ありますが、そのうち1種類が分解できないだけで、乳児期に死亡するとか、深刻な知的障害を来すアミノ酸が多いのです。これまた代謝機能を段階的に獲得したと仮定すると、かつては全員が乳児期に死亡していたとか、かつては全員が知的障害で痙攣していたことになってしまい、やはりハナシになりません。

少なくとも致命的問題を起こすいくつものアミノ酸に対して、代謝する酵素を「最初から」持っている必要があった、と考えざるをえないわけですが、1種類のアミノ酸の代謝に複数の酵素が必要ですから、それがいかに途方もないことであるか、おわかりいただけると思います。

そして決定的なこと。アミノ酸代謝だけ完璧でも、全くダメです。ブドウ糖代謝だけ完璧でも、やっぱり全くダメです。この両者をはじめ多数の物質をほぼ完璧に代謝する能力を「段階的に、ではなく」獲得したということは、最初から全部代謝できたわけです。

生命は、誰も介入しない自然現象の結果として存在しているのか、何者かがそれを導いたのかのいずれかです。ここまで見てきた栄養を活用する機能が、無作為に、しかも極端な長時間をかけて完成した可能性があるでしょうか。

がんのため、24歳の若さで亡くなった女性は記されました。

「みなさんに明日が来ることは奇跡です。それを知っているだけで、日常は幸せなことだらけであふれています」（『余命1ヶ月の花嫁』マガジンハウス社）

また、患って初めて、普通のことを普通にできることの凄さや貴重さに気が付いたと、多くの方々が告白なさっています（『病気が教えてくれたこと』文芸春秋社）。

病気や怪我をしないとわかりにくいことですが、私たちは実に優れた能力を持っており、そしていかに努力しても、しばしば自力ではそれを回復すらできないことを思うとき、数々の能力の獲得を自然現象とか時間さえあれば可能と考えることは、傲り以外の何ものでもないと思いませんか?

食べて元気がつくのは当たり前と思ってきたかもしれない。おいしいドルチェがどうとか、ダイエットでカロリーがどうとか、あまり感動もなく考えてきたかもしれない。

しかし、こんなミクロ以下のレベルに至るまで、私たちの能力はすべて備えられ、与えられたものであることを知った今、そのことを心から喜び、感謝をおささげしたいものです。

そんなヘンテコな話じゃありません

幼かりし頃、ウルトラセブンという怪獣劇画が大好きでした。その出だしの映像は印象的で、形を成さない、何が何だかわからない模様にグルグルと回転が起きた末に「ウルトラセブン」という文字が浮かび上がり、バックの音楽と相まって子供ならずとも引き込まれる、ナカナカ秀逸な映像です。

この映像は動画サイトなどで今も見ることができますが、要は、全くの混沌から「ウルトラセブン」という系統だった文字が形成されます。

あの文字はどのようにしてできるのか。

「いや、あの1回だけは驚くほどの偶然で、たまたま『ウルトラセブン』とできたんだ。あの陰に無数の失敗作があるんだ」

「最初のうちは『ウ』しかなかったんだが、そのうち『ブ』ができて、徐々に文字が増えていって最終的に『ウルトラセブン』とできたんだ」

「読めない模様じゃマズイので、読めるように自然に整っていったんだ」

「字にならないダメな部分は退化して、読める部分だけ残ったんだ」

あるいはカナ文字の形成ひとつとっても

「表面化しないような変異が蓄積して、きわめて短時間でカナ文字が形成されたんだ」

などなど、あくまで自然現象として説明しようと思えば、得体の知れないハナシが際限なく出てくることでしょう。でも、たった一人でも、

「そんなヘンテコな話じゃありません。あんな映像、自然にはできませんよ。あれは逆回しして造ったんです」

と言う人がいれば、自然にできたという説が何千・何万あっても、私は逆回しを信じます。どうやったら「逆回し」という技術が可能なのかはわかりません。

でも、現実に起こっているのは、きわめて多数かつ多様な条件が一度にそろわねばならない現象であり、無作為に起きうるという主張は狂信的です。あのウルトラセブンの映像には逆回しという介入があったという説明が最高にマッチしています。

ですから、「造りました」という証言がもし一つでもあれば、私はそれを信じます。造り方の検証は次の段階での問題であり、自然現象ではなくて「造った」という証言の信憑《しんぴょう》性がきわめて高いわけです。

生命を支える機能の多くは、きわめて多数かつ多様な条件がすべてそろわないと全く

機能しません。個々の条件を漠然としか知らないと、それもありうる現象に思えてしまいますが、条件を詳細に知れば知るほど、それらが全部備わっていることはあまりにも恣意的で、無作為には起こり難いことをお示ししてきました。

生命は、誰も介入しない自然現象の結果として存在しているのか、何者かがそれを導いたのかのいずれかです。自然現象に固執する説の多くは証拠らしい証拠もなく、小難しさでもっともらしく見せかけている、と言いたくなるハナシばかりで、生命の起源の説明としては、創造が最高にマッチしています。ですから「造りました」という証言がもし一つでもあれば、私はそれを信じます。

そしてその証言はちゃんとあるのです、「聖書」という本に。[注] どうやったら生命を造ることが可能なのかはわかりません。でも、造り方の検証は次の段階の問題であり、「造った」という証言の信憑性はきわめて高いわけです。進化ではおかしそうだと知りながら、造り方が説明できないから「やっぱり進化だ!」と考えるとしたら、論理的思考を放棄しています。

要は、はなから人間と科学を超える存在を否認しており、創造が正しければ造り主が存在することになってしまって信念に合わないので、現象の確からしさを議論せず「創造論は宗教だ」などと問題をすり替えたりしますが、神を否認する根拠もまた感覚的・宗教的です。

生命の起源について、何としてでも「自然」現象として説明しようとする結果、実に「不自然」で難解な諸説紛々ですが、そんなヘンテコな話じゃありません。現代科学では未だ造り方を解明できないものの、答えは何千年も前に示されているのです。謙虚に耳を傾ける気があるかどうかだけです。

「利己的な遺伝子」考

「自然現象ではなく、遺伝子に（言わば）意志があって進化を導いたのだ」と主張した人物がいますが、これは呆《あき》れた屁理屈。

確かに遺伝子＝DNAの「情報」が「形」になって生命活動が営まれますが、DNAを複製するにも組み立てるにも70種類以上ものDNAの産物であるタンパク質が必要、タンパク質を組み立てるリボゾームなどの構造物も必要、となれば、自然現象としてDNAだけが最初にあったわけがありません。

一方、DNAを作るのにはひな形が必要ですから、タンパク質だけが最初にあったとも考えられません。その両方が（実際にはおそらくリボゾームなどの細胞内器官も）、

郵便はがき

恐縮ですが
切手を
おはりください

164-0001

東京都中野区中野 2-1-5

いのちのことば社

出版部行

ホームページアドレス　https://www.wlpm.or.jp/

お名前	フリガナ	性別	年齢	ご職業
ご住所	〒	Tel.　　（　　　）		
所属（教団）教会名		牧師　伝道師　役員 神学生　ＣＳ教師　信徒　求道中 その他 該当の欄を○で囲んで下さい。		

WEBで簡単「愛読者フォーム」はこちらから！

https://www.wlpm.or.jp/pub/rd

簡単な入力で書籍へのご感想を投稿いただけます。

新刊・イベント情報を受け取れる、メールマガジンのご登録もしていただけます！

ご記入いただきました情報は、貴重なご意見として、主に今後の出版計画の参考にさせていただきます。その他、「いのちのことば社個人情報保護方針（https://www.wlpm.or.jp/about/privacy_p/）」に基づく範囲内で、各案内の発送などに利用させていただくことがあります。

（2024.6）

いのちのことば社＊愛読者カード

本書をお買い上げいただき、ありがとうございました。
今後の出版企画の参考にさせていただきますので、
お手数ですが、ご記入の上、ご投函をお願いいたします。

書名

お買い上げの書店名

町
市　　　　　　　　　　書店

この本を何でお知りになりましたか。

1. 広告　いのちのことば、百万人の福音、クリスチャン新聞、成長、マナ、
　　信徒の友、キリスト新聞、その他（　　　　　　　　　　）
2. 書店で見て　3. 小社ホームページを見て　4. SNS（　　　　　　）
5. 図書目録、パンフレットを見て　6. 人にすすめられて
7. 書評を見て（　　　　　　　　　　）　8. プレゼントされた
9. その他（　　　　　　　　　　　　　　　）

この本についてのご感想。今後の小社出版物についてのご希望。

◆小社ホームページ、各種広告媒体などでご意見を匿名にて掲載させていただく場合がございます。

◆愛読者カードをお送り下さったことは（　ある　初めて　）
ご協力を感謝いたします。

互いの機能を発揮するような状態で、生命活動を開始できるような形で、最初からそろっていたはずです。

かなり一般ウケした件《くだん》の人物の出世作は、最初だけ実に軽～く「空想も混じっている」と断って、後は何食わぬ感じでありもしない現象、例えば遺伝子が単独でコピーを作り、しかも適切な長さ（普通の感覚で読めば、全長）がコピーされ、化学的に安定であるがゆえにコピーが行われて（普通の感覚で読めば、正確）いながら、コピーが完了すると鋳型《いがた》から自動的に分離するといった空想物語を、まるで事実であるかのように話を展開してゆきます。

あの本はそういう架空の話をもとにしたファンタジー本なので、図がありません。図を書くと、その非科学ぶりが露呈してしまうのです。しかも普通の感覚に基づく解釈は決して明記せず（事実でないので）、根拠なく「初めの遺伝情報はＤＮＡでなかったかもしれない、かもしれない」などの、読者が公正であればあるほど100％の否定はできない「可能性」という名のマジックを随所に散りばめて煙《けむ》に巻きながら、実に巧妙に自分の「思想」へと誘導してゆきます。

だから注意深く読まないと、やすやすと丸め込まれていくのです、生命科学と縁の深くない読者はおろか、医学を修めたはずの者ですら。

遺伝情報は、最低でも生命活動に必須ないくつもの機能について、遺伝子（膨大！）が正しく組み立てられていないと、その産物が全く体《てい》をなしません。単なる相性のなせるわざなど自然現象に帰するのはきわめて非現実的で、誰かの介入がなければ不可能な現象です。

交響曲は楽譜に基づいて演奏されますが、曲を導いているのは楽譜ではなく、楽譜を書いた作曲家ですね。遺伝子は道具です。

件の人物の「思想」の名は無神論ですが、彼の無神論は科学的に導き出されたものではなく、著作は個人の直観的信念を強弁しているにすぎません。神の存在を認めたくないばかりに繰り出される、もっともらしい屁理屈に惑わされるのは、私なら真っ平御免です。あなたはいかがでしょうか。

これから「公正な遺伝子」の話をしよう

生物の遺伝情報は、A・T・G・Cという4種類の文字で表される、ヌクレオチドという物質の連鎖でできたDNAに記されており、DNAは細胞の中の「核」という部分に納められています。その文字は人間では30億個、つまり地球人口の半分ぐらいという途方もない量の暗号のようなもので、A・T・G・Cの並びの3文字ごとに1つのアミノ酸と対応しています。アミノ酸が結合・連鎖したものがタンパク質ですが、1つのタンパク質のアミノ酸の並び方を規定しているDNAの1区画が遺伝子です。

人間の遺伝子は2万5千個内外と考えられていますが、遺伝子は遺言状のような、いざという時のための静的な記憶媒体ではないのです。生命活動は遺伝子の情報をもとに特定のタンパク質を量産したり抑えたりしながら営まれており、私たちは遺伝子の活動なくして一刻も生きてゆけません。つまり遺伝子は、とても活動的なものです。


ブドウ糖代謝の酵素もタンパク質であり、遺伝子に組成がコードされています。例えば670個のアミノ酸でできている酵素の場合、有効部分だけでも670×3≒2、000個の文字が「正しく」並ぶ必要があるわけで、多少の誤りは許される場合もあるとはいえ、この1つの酵素の遺伝子だけに限っても、自然発生的に完成するなんて限りなく不可能に近い。まして、そんな酵素が20種類も揃うことが必要であれば、そうなるように計画されて遺伝子が組み立てられた、という以外の可能性を信じる方がどうかしています。

このように、たった1つの酵素の遺伝子さえ、無作為には正しくできるべくもありません。私たちは、大腸菌なんて容易に自然発生しそうな下等な生物だと感じていますが、そんな大腸菌でも、無作為とは考え難い遺伝子を4、000～5、000個も備えています（これって千円札4～5枚相当、じゃありません。1円玉4、000～5、000枚ですからね、お間違いなく）。ですから、生命は誰も介入しない自然現象の結果だなんて有り得ない、としか言いようがないのです。

変異≠進化

人間の遺伝子は2万5千個内外、大腸菌は4～5、000個と聞いて、「やっぱり！ 進化して高等になるから遺伝子も増えるんだ」と思ったら大間違い。まず、人間より遺伝子が多い生物はいくつも存在します。それ以上に、ありもしなかった遺伝子が外的条件に反応して勝手に生えてくるのではないのです。

起こるとしたら、元々持っていた遺伝子の一部が何らかの影響で変化する「変異」か、遺伝子工学などで人為的にも行われる遺伝子の「導入」。特殊なタイプのDNAやウィルスのようなものを介して、遺伝子が細胞内に持ち込まれる現象です。「これらが進化でないこと」は重要なポイントです。

多くの方が、例えばインフルエンザ・ウィルスが流行する年ごとに違うことや、ある菌に抗生物質が効かなくなることを、進化に類する現象だと認識しています。でもそれは初歩的かつ致命的な誤りです。これらは遺伝子の一部が変化したとか、ある遺伝子の抑制がはずれるといった典型的な遺伝子変異ですが、ウィルスはウィルスのまま、菌は菌のまま。異なる生物になどなりません。それどころか、ブドウ球菌が緑膿菌に変わりさえしないのです。薬に抵抗する変異をいくつ重ねても、薬の効きにくいブドウ球菌、薬の効きにくい緑膿菌になるだけです。ついでながら、変異の大多数はプラスに作用しないことも周知の事実です。

また、大腸菌に何らかの遺伝子を導入して、ある物質を作らせるようにできたとしても、そういう物質を産生する大腸菌になるだけです。別の生物どころか、大腸菌以外の菌にすらなりません。事実、前述の屁理屈屋も含め、異なる生物に変わった実例を1つとして挙げられる人はいません。これらの現象を重ねた結果、別種の生物になるなんて、全くの空想です。

おまけに、持ち込まれる遺伝子にしたところで他所で完成済みだったわけですし、変異する前の遺伝子はいかにして獲得したか、という問いの前には沈黙するほかありません。間違いなく、私たちには造り主がおられます。

注　実は聖書以外にも、世界各地に多様な創造物語があります。そのどれが真実なのか、あるいはどれも真実でないのかは、機を改めて論じましょう。

第7章 逸材は勝手にそろわない――関節

外科医の本業は言うまでもなく手術ですが、私たちは手術だけしているのではなく、「外来」も主要な職務のひとつです。ある日の私の外来に、かつて心臓手術を受けて定期通院している初老の女性が見え、診察室に入ってくるとこう切り出しました。

「先生、私、リウマチになっちゃったの。少し前から、節々が腫れてちゃんと曲げ伸ばしできなくなって……料理も洗濯も満足にできないんじゃぁ、先生、私、もう生きてても意味ないわぁ……」

かなり深刻な口ぶりです。ただ、「関節、お持ちですか?」と聞かれれば「何を当たり前なことを」と感じる方でも、「じゃあ関節って、どういうところ?」と質問すると、しばしの沈黙の後、返ってくる答えは「動くところ……」とか「曲がるところ……」とか、皆さんボソボソと何だか頼りなげですから、時間がかかっても、関節とはどういう

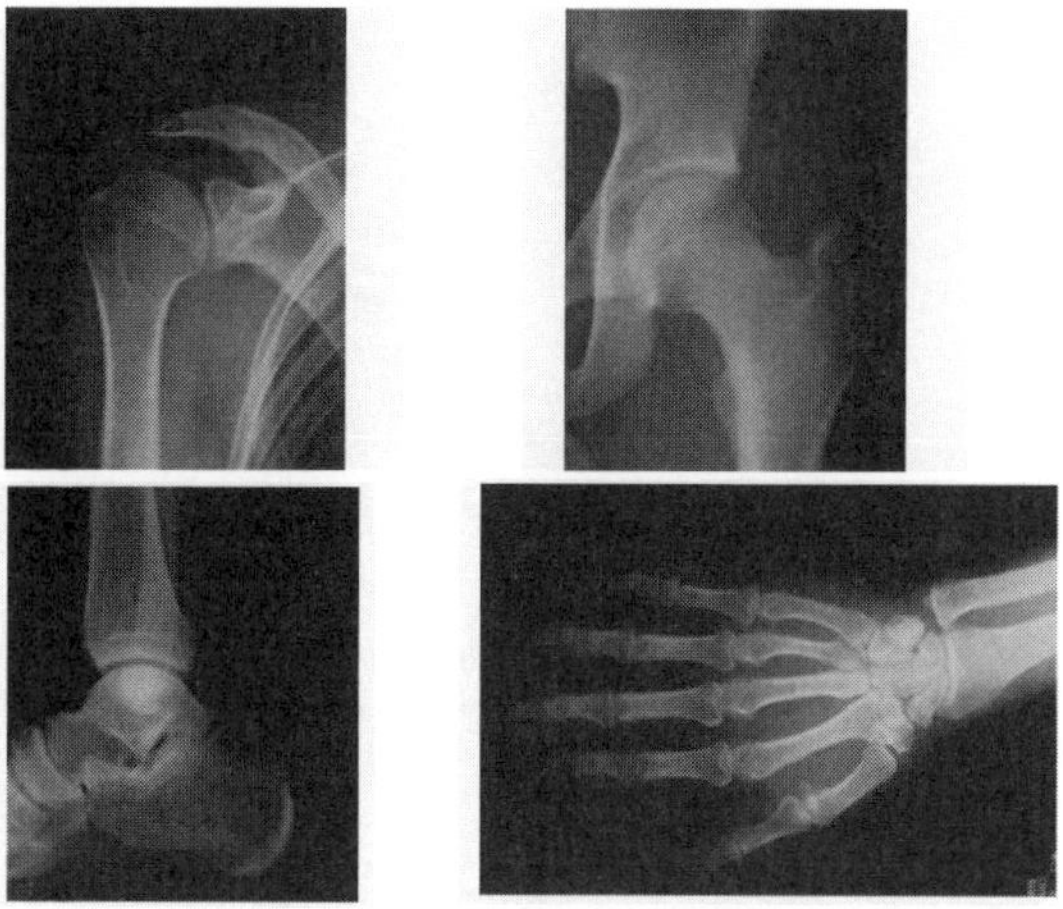

図１　関節のレントゲン写真

ところか、から始める必要がありそうでした。

「なるほど、確かに困りましたねぇ。じゃぁ、関節が動くってどういうことなのか、ちょっと考えてみましょう。関節って、結構複雑なんですよ……」

そう言いながら、私は患者さんに以下のような説明をしました。

関節というチームのメンバーたち

1番　骨

多くの人は「関節って骨以外にもあるの？」という認識でしょうし、確かにまずは骨。関節で骨と骨が接しますが、レントゲンで見ると、どの関節でも骨同士はまさに「ベストマッチ」（図１）。ぴったり合っていて、スムーズかつ最大級に動かせる形状をしています。

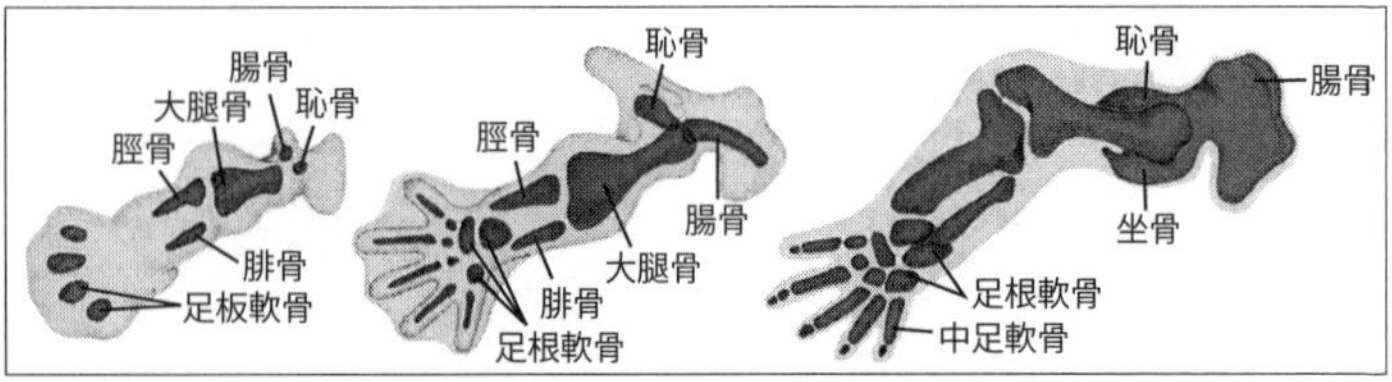

図2　関節の形成

これはお互いに擦れあって磨かれたのではありません。骨が擦れあうとひどい炎症と変形を起こし、磨かれるどころか動かしにくくなるのです。ベストマッチするよう、あらかじめプログラムされていたと考えられます。

関節で接する骨と骨は1つのものが分離したのではなく、離れた場所に出現した軟骨原基が伸びて近接し、最終的に関節を形成すること（図2）、形状が合っているだけでなく、どちらが窪み、どちらが突出しているか、基本形態が世界共通であることからも、ベストマッチするようにあらかじめ遺伝子にプログラムされていると考えざるをえません。

2番　軟骨

硬い骨同士が直接ぶつかると、激しく痛んで腫れあがりますが、幸い骨の関節面は「骨端軟骨《こつたんなんこつ》」という軟骨でカバーされ、骨同士が接触しないようにできています。

荷重が特に大きい膝や肩には、ご丁寧に「半月板」というクッションまで追加装備されています。

3番と4番　関節包と滑液

ピッタリ合った形状だと、潤滑油がないと軋んでスムーズに動きません。私たちの関節は「関節包」という強固な膜に包まれ、中は「滑液」という潤滑油で満たされています。しかも私たちの滑液は潤滑作用とともに骨端軟骨に栄養を届けてもいるため、適量かつフレッシュでないと骨端軟骨が壊死して、ひどい関節炎が起こります。

潤滑油は通常、車のエンジンオイルのようにどんどん劣化しますが、滑液のすごいところは、一定のペースで産生されながら一定のペースで再吸収され、常にフレッシュな状態が保たれることです。

こうでなければ、全身の関節が激痛の震源地と化しますから、適切な組成の滑液を作ることができるだけでなく、適量を分泌する機能も、分泌量に応じて滑液を回収する機能も、後年、そろったのではなく、最初から全部持っていたはずです。もちろん、関節包で独立スペースに区切られていることも、前提として必要です。

「滑液って、関節包の内側の『滑膜』という組織が分泌するんですけど、関節リウマチは一種のアレルギーで、その滑膜に炎症が起きるんです」

と、関節リウマチに話を戻すと、彼女はため息をつきながら、

「本当の原因は不明なんですってね。でも、滑膜がそんなに大事なものなんじゃ、それ

要らないってわけにはいかないわねぇ」
「そうそう。もちろん、滑膜は不可欠なメンバーなんですけど、でもこの4つだけじゃ、関節なんてちっとも動かないんですよ」
私は関節の動きについて話を続けました。

5番　靭帯

関節には骨と骨とを繋ぎとめる強靭な「靭帯」が複数備わっていて、骨同士がズレて脱臼しないようになっています。膝のように動きの大きな関節には、各方向の力に対抗できるように主要なものだけで4本も、また脊椎のように極端に動いては困る関節には何重にも靭帯が張り巡らされ、関節を、ひいては身体全体を護ってくれています。

私は怪我で膝の靭帯の一本が切れ、普通に歩くと激痛とともに頻繁に膝が抜けるため、後ろ向きにしか歩けないという経験をしました。もし別の靭帯がなければ前向きにしか歩けなくなります。あの激痛、走るなんて論外で、靭帯が必須だと私は体で知っています。

もし靭帯が段階的にそろったのなら、体幹を含むあちこちの関節が頻繁に脱臼する時代が続いていたことになり、これでは関節はむしろ有害で絶滅は時間の問題。関節の獲得と同時に靭帯も獲得した、主要なすべての関節にすべての基本靭帯が最初からそろっていた、と推定されます。

6番　筋肉

安定していても動かなければ関節として機能しませんし、必要に応じて関節を固定もできなければなりません。これは筋肉の役目です。多くの方は筋肉なんてただの肉だとしか思っていませんが、あらためて観察すると実に合目的的。ただ何となく付着している筋肉はなく、必ず関節を跨ぐようについています。[注1]だから筋肉の収縮で関節が曲がるのです。

しかも、曲がるだけで伸びない関節なんてなくて、必ず曲げる方向だけでなく伸ばす方向にも、場所によっては回す方向にも筋肉が備わっています。自由な動作は、これらが全部そろっているお蔭です。いつからでしょうか。

曲げる筋肉しかなかったが、後年、伸ばす筋肉もついた、適当についていたのが関節を跨ぐようになった、などでは、完成前の状態が無茶苦茶です。筋肉は「よく考えられてついている」ように見えませんか。

7番　神経

筋肉に神経が分布し、遠く脳からの指令を伝えてくれるから収縮できます。神経終末はすべての筋肉に、しかも多数張り巡らされています。以前は曲げる方向の筋肉しか神経がなかったとか、筋肉の1箇所のみに指令が到達するので収縮はバラバラだった、なんて状態から段階的に完成した、なんて可能性があるでしょうか。

痛い・冷たいなど感覚を脳に伝える知覚神経も、くまなく張り巡らされていますが、脳などの神経組織と全く由来の異なる筋肉組織が、無作為にこんなに緊密に連携するでしょうか。

8番　脈管

さらに隅々まで動脈・静脈・リンパ管が張り巡らされています。もし全部そろっていないと、特に動脈なしでは壊死に直面し、静脈やリンパ管がないと腫れ上がって著しい機能障害で大変です。

そうなっていないのは全部うまくいっているからですが、段階的にこれらが張り巡らされた可能性はあるでしょうか。メインの脈管のトラブルをサブの脈管が補うとか、毛細血管が発達してきて組織の壊滅を防ぐバックアップ機能が備わっていること、そもそも身体の中で1本の脈管に依存している部位がきわめて少ないことも、大いに注目に値します。いかにも、あらかじめトラブル対策がされているように見えます。

9番　皮膚

もちろん、全身のほとんどは非常に高いバリア機能を持つ皮膚に覆われ、容易には外敵に侵されないようになっていますが、バリア機能だけでよいわけではありません。

熱傷などで瘢痕《はんこん》化した皮膚では関節を曲げられません。まぶたも閉じません。[注2]美肌かどうか以上に、鋭敏な感覚を備え、薄くても強靭で非常にしなやかな私たちの皮膚は大変なスグレモノで、その皮膚にくまなく覆われていることの貴重さを知ってください。

9つ列挙すると野球チームみたいですが、機能も由来も異なるこれらのさまざまなメンバーが、それも小さな関節から大きな関節まで、体中のすべての関節に備わっているなんて驚きですよね。

いつからでしょうか。もし関節で骨がぶつかって絶えず激痛、神経が届いていないとか筋肉がそろっていないので伸ばせない、静脈がなくて腫れ上がっている、靭帯がなくて脱臼ばかり、という脚ならむしろ生存の妨げで、繁殖どころか絶滅を待つばかり。

未熟な状態のロクに役に立たない突起がバランス良く機能を備えながら進化する、なんて、そのために要するとされる途方もない長い年月を、そんな気の毒な脚の生物が生き延びることが可能でしょうか。

多数の構成要因の全てが、ほぼ完璧な状態でそろっていることが、はるか昔から、例えば脚が脚として存在するための必須条件なのです。

滑液を一定のペースで産生しつつ一定のペースで再吸収して、常にフレッシュに保つメカニズムを紹介しましたが、同様の機能は眼や脳などの重要臓器にも広く見られます。

このメカニズムはいつ完成したのでしょうか。液が産生されない状態も、液が産生されるのに十分吸収されない状態も組織が生きられません。関節なら腫れ上がって軟骨が壊死して動けない、という程度ですが（これも非常に困った状態ですが）、眼なら緑内障といって失明に至り、脳なら水頭症といって意識障害に陥ります。

段階的向上を信じるということは、メカニズム完成前は全員がそういう状態だったと信じることなのです。いかにも馬鹿げていますよね。こんな細かいことまで、最初からほぼ完全に備わっていたはずです。

生命は、誰も介入しない自然現象の結果として存在しているのか、何者かがそれを導いたのかのいずれかです。1つ1つが驚くべきメカニズムであり、それらが最初から全部完璧に備わっている、という状況の成り立ちをどう考えたらよいでしょうか。

限られた診察時間の中で、以上のことをかいつまんでお話ししました。この方、最初はやや怪訝《けげん》そうでしたが、途中から「関節って、そんなにすごいんですか」と感心し始め、

「ご自分で何か努力したわけじゃないですが、あなたの関節はこれまで完璧だったし、リウマチで困っているといっても調子が悪いのは滑膜だけで、他は全部ＯＫでしょ？」

と申し上げると、

「本当にそうです。それにリウマチは薬の効果がかなり期待できる時代ですもんね。それにしても、滑膜だけの問題でもこんなに痛くて動けないんだから、あれこれそろってない状態なんてありえないし、勝手にそろったわけがないのね。病気しなければ考えもしなかったけど、素晴らしいものをいただいていることに感謝して、大切にしないといけませんね」

と、最後は笑顔で帰って行かれました。

注１　肛門に関係する筋肉など、わずかな例外がありますが、それは関節以外の重要な機能を担っています。
注２　『チソン、愛してるよ』（イ・チソン著　金　重明訳　アスペクト）

セルフイメージの回復

この話には後日談があります。

事実、この患者さんのリウマチは治療によって鎮静化し、特に不自由のない生活を送っておられました。ところがしばらくして、別の疾患のために意識障害を起こして入院されたのです。私の専門とは全く別の領域の疾患でしたが、よく知っている患者さんなので見舞った私に、2人の娘さんが言いました。

「母が、ただ元気でいてくれればいいんです」

ご本人はかつて、「こんなにいろいろできないのでは、私は生きている価値がない」とまで言われました。しかし、もちろん、愛情深く育てたからこそでしょうが、子供たちは「ただ、いてくれればいい」と、明確にそれを否定したのです。

私たちは何かをできることが、何かを持っていることが、自慢したくなる長所があることが、人間の価値を決めると考え、何かをできない、何かを失った、あるいは長所が輝かしくなくなった、となると意気消沈し、自己否定にまで走ってしまいがちですが、

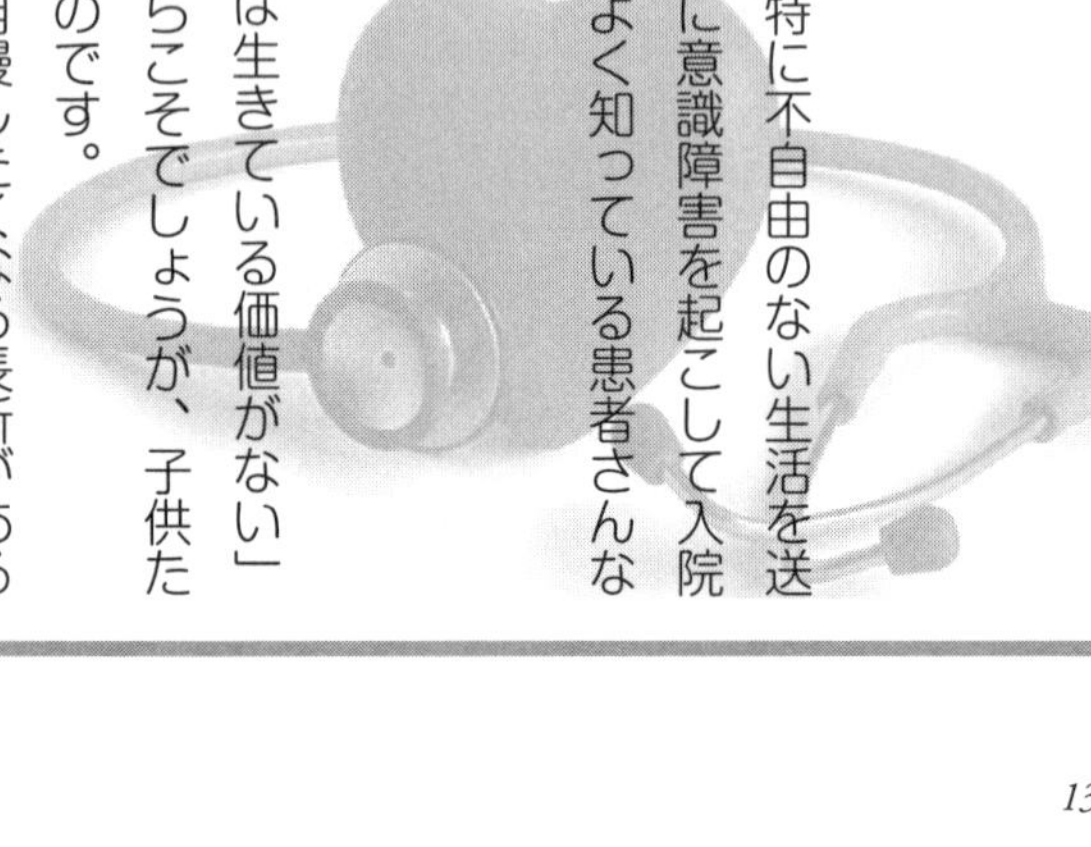

このエピソードは、その考えが間違いであることを雄弁に物語ります。

この患者さんのように「いてくれるだけでいい」と言ってもらえる人は幸いです。でも、そう言ってくれる人が見当たらない方はどうでしょう？

作者の気持ち

心臓外科医は冠動脈にバイパス血管をつないだり、弁の修復をしたりしますが、残念ながら手術の効果は永続的ではありません。

うまくいったはずの手術でも、一般に10年間で5～10％の患者さんに、詰まったり、逆流が再発したり、再手術を考慮する問題が起こってきます。

ですから、私たちの主たる仕事は手術ですが、手術に全力で取り組むだけでなく、手術後の患者さんの状況を非常に気にかけています。手術だけがしたくて、術後経過には無関心な外科医はまずいません。思わしくない方など、まるで自分の家族ででもあるかのように心を込めて見守ります。きわめて理解しやすい事実だろうと思います。

例えば料理を作る人は、手の込んだ料理を作った後、その料理がどうなろうが構わないでしょうか。

とてもおいしいはずの料理が、誰も食べる者がなく、どんどん冷め、腐って悪臭を放ち、カビが生え、ウジがわき、崩れて形もなくなってゆく。それを心穏やかに見守れるとしたら、明らかに異常。力作であればあるほど、冷め始めたぐらいの時点で、普通は憤然として「じゃあ私がいただきますっ！」となりますね。

もとより何の目的もなく作ることがあるでしょうか。誰も食べる人がいないなんて論外で、自分1人なら普通はインスタントか有り合せ。手の込んだ料理を作るのは、それを喜んで食べてくれる人がいるときだけですね。

つまり精巧な作品は特別な意図、特別な目的をもって作られますし、作者は作品の行く末、取り扱われ方にとても関心があります。

さて、もし私たちの造り主がおられるのなら、こんなに精巧にお造りくださったからには、その方は何らかの意図を持っておられるはずです。だから、仮に自分自身の価値を見失い、自分の人生には何の目的もないように感じていたとしても、実際は私たちには大いに価値があり、私たちの人生には意味も目的も必ずあるのです。

もし自分自身を含む誰かが、私たちの価値や私たちの人生の価値を極端に低く評価するとすれば、むしろその評価のほうこそ、限界だらけの人間が下す誤った判断です。

結局のところ、人間の価値も、人生の意味も目的も、ひとえに造り主がおられることにかかっています。その方がおられるから、失敗だらけ、問題だらけでも、あなたには価値がある。苦しいことだらけ、悲しいことだらけ、にもかかわらず、人生は素晴らしい。

外来で経過観察していた患者さんに入院してもらうことがあります。理由はいろいろですが、その男性は手術後も心機能の回復が思わしくありませんでした。大量の利尿剤を服用しても、折に触れて尿の出が悪くなってむくみや息切れが出現します。入院を勧めたときにも説明はしたのですが、どうも腑に落ちなかったようで、

「先生、私は水分も控えてますし、出された薬は確実に飲んでます。心臓だけじゃなくて、腎臓も悪いなんてことないんですか？」と、質問してきました。

「大丈夫。水分調節の主役は確かに腎臓ですけど、腎機能の数値はほぼ正常ですよ」

「じゃあ、腎臓が良すぎるって言うか、水分を吸収しすぎなんですかねえ？」

「いえいえ。実はね、腎臓ってすごく優秀で、尿量ひとつとっても数段階にわたって調節されているんです」

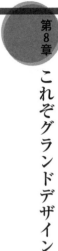

99%

成人の心臓は1分間に5リットルの血液を送り出すことは何度かご紹介しましたが、腎臓にその20%にあたる毎分1リットルが流れます。

腎臓の大きさは握りこぶしほど、重さは左右2つで300グラム程度と体重の0・5%ですから、この血流の集中ぶりは尋常ではありません。ともかく毎分1リットルということは毎時60リットル、1日で1、500リットルになりますが、1日の尿量は正常では1・5リットル程度なので、「ブラボー！　回収率99・9%だ！」とやったら、さすがに早合点です。

確かに腎臓には毎分1リットルの血液が流れますが、実際に老廃物の除去や水分調節に直接関わるのは、そのうち最重要部分に流れる1割、つまり毎分100ミリ・リットル程度なので、「回収率99%」が正解です。

「なぁーんだ……」とがっかりしないでください。あらためて考えると、99%って人生通じてもそうそう出せる数字じゃないですが、何と私たち自身の一部である腎臓は365日・四六時中、この成績を出し続けています。「腎臓スゴイ！　アンタは偉い！」と喜び称えて終わりそうになりますが、まだ話のさわりです。

もともと1%だけが尿になるわけですから、水分回収率を1%下げただけで尿は倍の3リットル。1日15回、20回とトイレに通いづめになり、回収率を2%下げられた日には果てしなき尿意との戦い。安眠妨害どころではありません。

「たった」と言いたくなる1%、2%の回収率操作が甚大な水分調節効果をあげます。この「操作」がいかに手が込んでいるか、見てゆきましょう。

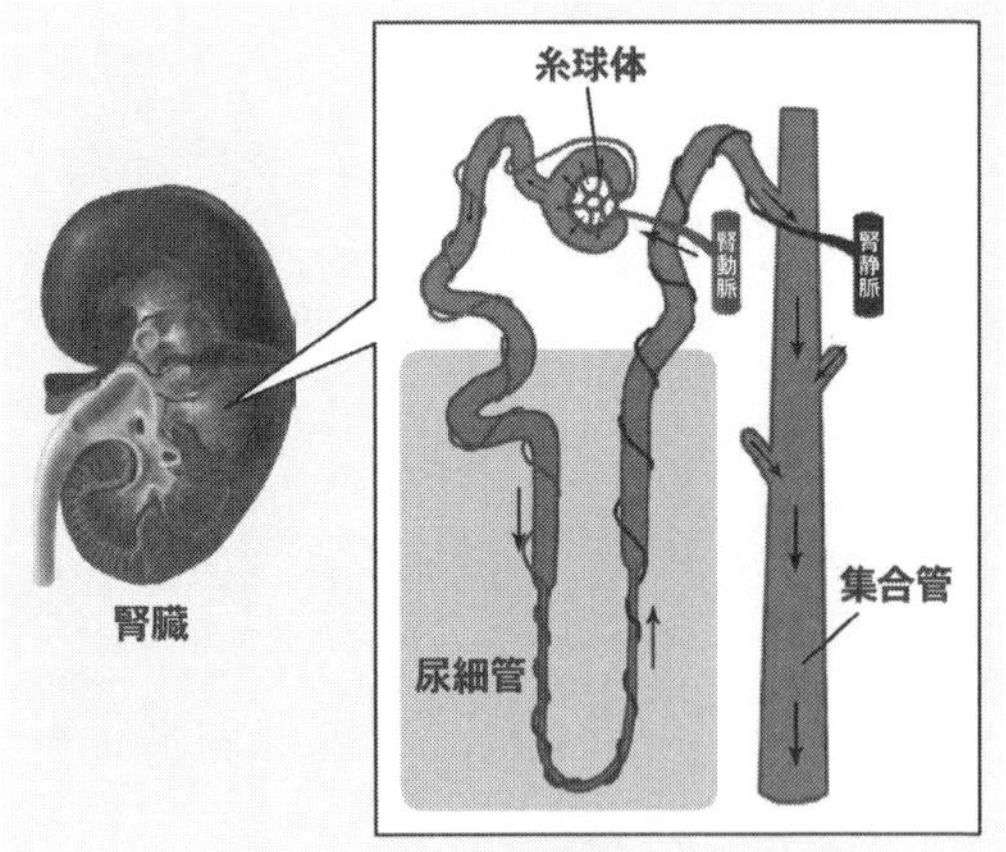

図1　腎臓の構造

主役はホルモン

水分再吸収は数段階にわたって調節されますが、最終部分の集合管（図1）で仕上げが行われ、ここで尿は約30リットルから1・5リットルにまで猛烈に濃縮されます。

その主役は腎臓そのもの以上に、アミノ酸9個の大変小さな抗利尿ホルモン（バゾプレシン）。この抗利尿ホルモンがないと、集合管だけがいかに優秀でも水分の再吸収は起こりません。

それは実際にある尿崩症という病気。抗利尿ホルモンが全くないと、「あの人、トイレ近いねぇ」なんて笑い事では済まない、20リットル前後と全身の水分に匹敵するトンでもない量の尿が出て、飲んでも飲んでも追いつかない大脱水。

近代医学なくしては生存困難です。時間をかけて抗利尿ホルモンを獲得したのなら、獲得前の陸上生物は全滅確実でしょう。


「私の場合はそいつをブロックして、尿をたくさん出そうってわけですね」

「そうそう、そういう薬を使おうと思うんです。ただ、今の話からもわかるように、効きすぎると一大事なので、腎臓悪いからじゃなくて、反応を見ながら薬を調整するために入院しましょう、ってお話ししましたよね」

「はいはい、そうでした。抗利尿ホルモンの作用がゼロになっちゃあ、それこそ死んじゃいますね。ところで人間、その小さな抗利尿ホルモンさえあればいいんですか？」

もちろん、そんな単純なハナシではありません。

司令官のみでは戦にならぬ

抗利尿ホルモンは腎臓やその近所で作られるのではなく、はるばる脳下垂体から血流に乗ってやってくる「遠来の司令官」。ホルモンは、受容体と呼ばれる特定の細胞に存在する物

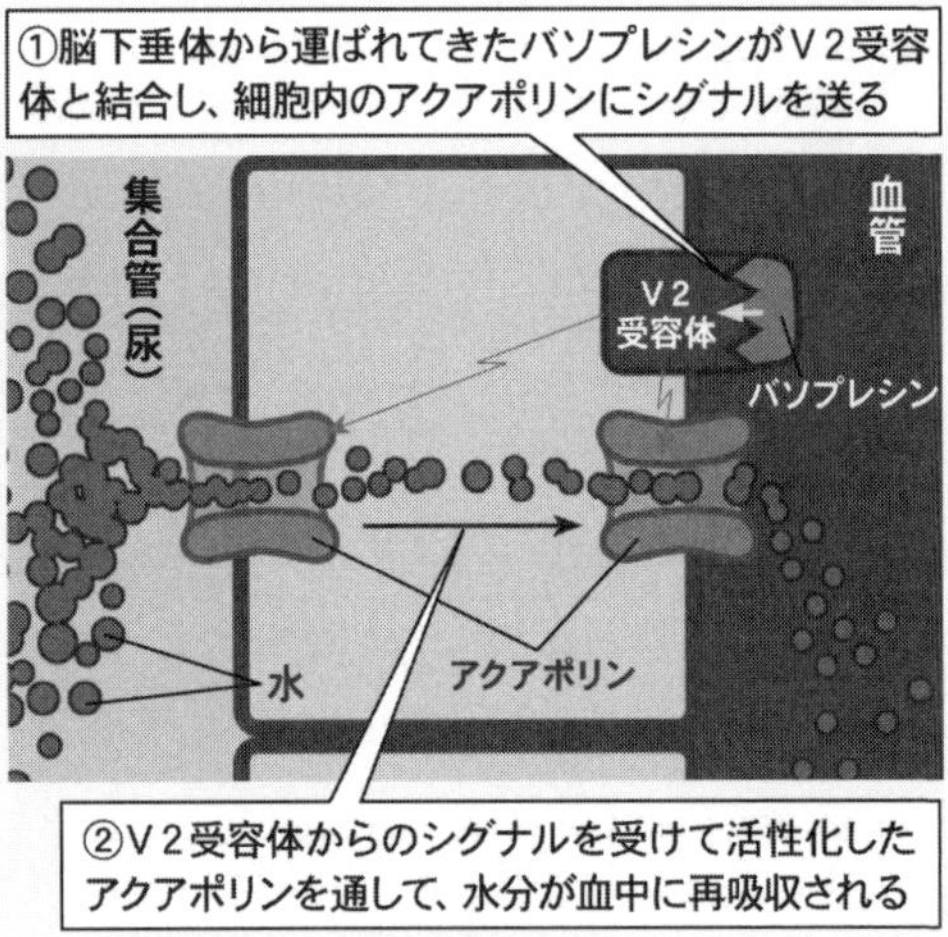
①脳下垂体から運ばれてきたバソプレシンがＶ２受容体と結合し、細胞内のアクアポリンにシグナルを送る
集合管（尿）
血管
Ｖ２
受容体
バソプレシン
水
アクアポリン
②Ｖ２受容体からのシグナルを受けて活性化したアクアポリンを通して、水分が血中に再吸収される

図２　水分再吸収を促進するしくみ

質との結合を通して作用を発揮します。抗利尿ホルモンの受容体は、腎臓では最終部分の集合管の細胞になぜか集中し、集合管のみに作用します。

抗利尿ホルモンは血液に運ばれてくるので、集合管細胞の「血管側」の表面にしか結合できませんが、結合するとその細胞の内部で水分の通路となるタンパク質（アクアポリン）が活性化され、「尿側」の面と「血管側」の面、両面に水分の通り道ができて活発な再吸収が起こるのです（図２）。器用なことに、水分だけが再吸収され、他の物質はあまり吸収されません。

注目したいのは、受容体がなければ抗利尿ホルモンがどんなに放出されても全く無意味で、水分は再吸収されないこと。おまけに抗利尿ホルモンが集合管細胞の血管側に結合した「だけ」ではダメで、結合の結果、水分通路のタンパク質が活性化されないと作用を発揮しないこと。改良中とか言って、そのタンパク質が有効な水分の通り道になれないのでは話になりません。換言すれば、抗利尿ホルモンだけでなく「集合管に受容体があること」、「完成品の水分通路タンパク質があること」、「そのタンパク質が活性化されること」が必須条件です。このうちどれか1つでも不完全なら、集合管の水分再吸収は崩壊します。


「今回使う予定の薬はね、正確に言うと抗利尿ホルモンそのものをブロックするんじゃなくて、受容体をブロックする薬なんです」と説明したところ、

「なるほど。ということは、私は受容体も持ってるわけですね」

「もちろん。全部そろわなきゃ水分がジャジャ漏れなんだから、受容体だけじゃなくて、それ以外のものも全部持ってますよ」

「へぇー、知らなかった。これが進化ってやつかぁー」

「それは違うでしょうね。『大昔はあれもこれもなかったけど、何万年もかけて完成しました』なんてことでは、完成前の生物は、完成するまでにアウトだから、抗利尿ホルモンはもちろんだけど、それ以外も『最初から』『全部』そろっていなければならなかったはずでしょ」

「なるほどー。じゃあ、それらを持ってるのって偶然なんですか？」

「どれもアミノ酸が何百個とか連なったタンパク質だから、無作為にすべてを正しく持

つ可能性はないでしょうねぇ。タンパク質って、アミノ酸が1個違うだけで機能を喪失したりしますから。何らかの介入があったと考えるのが普通だと思いますよ」

もう一つ注目したいのは、水分だけを再吸収させる抗利尿ホルモンの受容体が、最後の集合管に集中していること。そのおかげでイオン・バランスなど体内環境の崩れが急速に是正されます。

ただ、こんな器用な芸当は集合管＋抗利尿ホルモンのコンビだけで、他の場所では諸物質と水分が一緒に再吸収されます（それはそれで非常に大切）。もし腎臓のあちこちに抗利尿ホルモン受容体があると、結論だけ記しますが、イオンはじめ諸物質の体内バランスは、こうはうまく安定しないはず。特にイオン・バランスの崩壊はしばしば致命的で、時間をかけて受容体を処分しているヒマはありません。でも、最初から集合管細胞「だけに」受容体があるとしたら[注]、無作為にしては好都合すぎる現象です。

過ぎたるは及ばざるがごとし

大変小さな抗利尿ホルモンは大変大きな役割を果たしており、不足すると水分喪失で脱水症状、過剰だと水分貯留で呼吸困難すら起こりえます。多くの方がそんな憂き目を見ていないのは、適量の抗利尿ホルモンが分泌されているからですが、この「適量」というのが問題。単に一定量で分泌されるのでは、飲まず食わずでも飲み過ぎでも一定のペースで尿が出て水が失われ、調節になりません。

実は私たちは水分不足のときには再吸収を増やして体内に保持するように、水分過剰のときには再吸収を抑えて体外に排泄するように、抗利尿ホルモンの分泌が調節されています。感謝ですね。で、感謝した後で考えると、このために少なくとも次の2つの条件が必要なことがわかります。

①体の必要に応じて、抗利尿ホルモンの分泌量が増減すること
②必要時に備え、安定した状態で貯蔵されていること

抗利尿ホルモンの分泌は2重に調節されています。主要な1つは脳内に血液の「濃さ」を感知するセンサーがあり、そのセンサーから脳下垂体の抗利尿ホルモン分泌細胞に指令が出るようになっています。

もう1つは頸動脈や心臓などに血液の「量」のセンサーがあり、情報は自律神経系を介して脳下垂体にフィードバックされ、抗利尿ホルモン分泌指令が出ます。これらのシステムで水分再吸収を適正に保つのです。

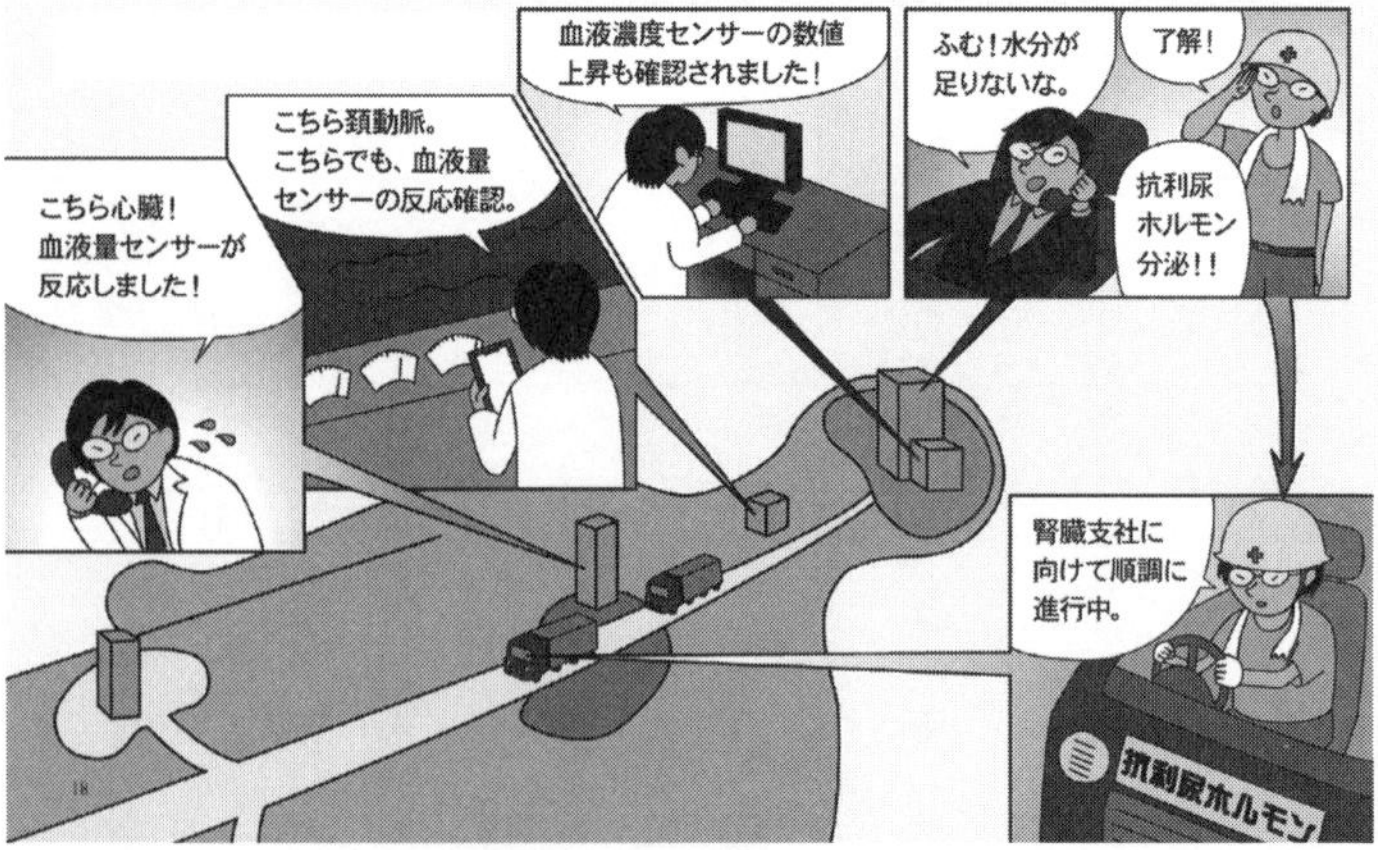

図3　センサーと情報伝達機能と分泌能が全て揃ってはじめてシステムは機能する

この話を聞いて、ご本人は少し心配になったようです。

「随分念入りな調節ですね。そんなネットワークを乱して大丈夫なんですか？」

「ネットワークは重要だし、心臓病の人は抗利尿ホルモンが多すぎるとは限りませんが、とにかくブロックして体内水分量を減らさないと、現状では心臓が苦しいんです」

「そうですか。それにしても腎臓や脳から遠く離れた心臓とか頸動脈とか、身体全体が関与しているんですね」と、男性は核心を突くコメントをしました。

「いいこと言いますねぇ！　このネットワークって、北海道の指令が大阪で実行されて、その結果が直接フィードバックされるだけじゃなくて、仙台や東京の支社からも報告が上がって北海道の指令を適正化するような話（図3）でしょう。こんなシステム、どこか1箇所を時間かけて向上させて、なんてチマチマした話じゃ絶対ムリですよね。計画なくして実現すると思います？」

「いや、それはありえませんね」

「でしょう？　それにね、脳の中とか頸動脈にセンサーがなかったら、何の調節も起きないでしょ。あるいはセンサーがあっても、脳下垂体に指令を伝えるネットワークがなかったら、やっぱり何の調節も起きないんです。ということは『抗利尿ホルモンが産生されること』、『センサー組織があること』、『情報を伝えるネットワークが構築されていること』がすべてそろわないかぎり、抗利尿ホルモンの分泌は制御されないってことです」

「ははぁ、なるほど。でも、それじゃ全然ダメですよね」

「そうなんです。『過ぎたるは及ばざるがごとし』の事態が頻発して、繁殖どころか死滅を待つばかりだから、千年万年かけて完成させる時間の猶予なんてないんです。すべて最初からそろっていたとしか考えられないんですけど、そんなこと、何者かが手を下さなきゃ起きるわけがないじゃないですか」

ここで患者さんは、ありがちな説を持ち出しました。

「でも先生。大昔、生物は海にいたんでしょ？　進化によって時間かけて抗利尿ホルモンを獲得して、それから陸に上がったのなら、大丈夫なんじゃないですか」

「それ、ときどき聞く説ですよね。でもね、海水の方が生物の体内よりはるかに塩分が濃いんです。海と同じ濃度の塩分を、水分も吸収を増やすことで薄めるんじゃ循環がパンクしますから、そんな機能を獲得するというストーリーは実際的でも合理的でもないですよね。海水魚がしているように塩分の排泄しかないと思いますよ」

「そうかぁ。自然現象じゃありえないスグレモノなんですね。でも、私の場合はそれが逆効果なわけでしょ？」

「違う違う。もちろんすごく役に立ってるんだけど、あなたは心臓に弱点があるから、その素晴らしい機能をわざと薬でお邪魔するんです。ちょっとだけね。念のため、お邪魔しすぎないかどうか、入院して経過を見るってことなんですよ。ちょっと脱線しますけどね、このホルモン自体も良くできているんですよ」私は話を続けました。

大石内蔵助

高濃度の抗利尿ホルモンは血管などを強く収縮させる作用があり、実際に医療で他の薬剤ではどうしても血圧が上がらないときに使う「奥の手」のクスリ。逆に言えばそれぐらい強烈な、一歩間違えると大変危険な物質です。

一方、この物質が適切に分泌されるためには、できたそばから使われてはダメで、蓄えておく必要がありますが、そんな危険なモノを蓄えていると、脳下垂体の細胞内で活性を発揮したり、放出されるが早いか近傍《きんぼう》の血管を無茶苦茶に収縮させてしまったりして、困った事態となりかねません。

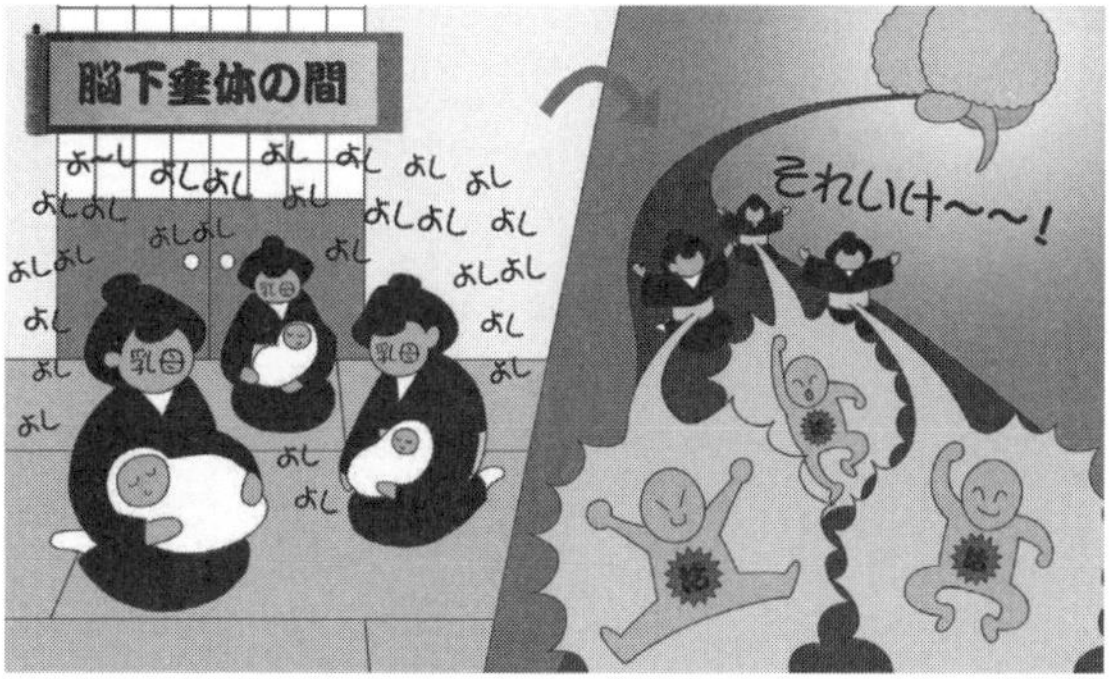

図4　抗利尿ホルモンと乳母タンパク

実は抗利尿ホルモンは乳母のような役割をするタンパク質と一緒に合成され、この物質と一緒だと強烈な抗利尿ホルモンは安定した不活性状態（プロホルモン）で蓄えられます。

大石内蔵助宜しく「昼行燈《ひるあんどん》」を決め込んだ抗利尿ホルモンは、いざという時に放出され、血中で希釈され、また乳母的なタンパクと切り離されて活性型となって腎臓の集合管に到達し、忠臣蔵に匹敵する（？）目覚ましい働きをします（図4）。一方、分泌後も乳母タンパクと抗利尿ホルモンが結合したままでは全く役に立ちません。乳母タンパクの役割はいろいろありますが、これなくして抗利尿ホルモンが適切に作用するのは困難です。

最初は抗利尿ホルモンという暴れん坊しかいなかったが、乳母のようなタンパクが後日できた、などというのは空想物語。実に合目的的な乳母タンパクという相棒と、最初からセットで存在したと考えられ、背後の計画の存在を強く示唆しています。

「だましごとの哲学」を粉砕

要約すると、体の水分が適正に保たれるためには、以下のことがすべて必要です。
①抗利尿ホルモンが合成されること
②乳母タンパクも合成されること
③血液中で乳母タンパクと抗利尿ホルモンが離れること
④腎臓の集合管（のみ）に、抗利尿ホルモンの受容体が存在すること
⑤水分通路のタンパク質が合成され、受容体結合によって活性化すること
⑥水分通路のタンパク質によって水分再吸収の通路が作られること
⑦体内水分量のセンサーが存在し、再吸収の結果を正しく検知すること
⑧その情報が脳下垂体に正しく伝えられること

　このうち一つでもダメなら、集合管で水分を再吸収できないか、制御不能に再吸収が起きるか、いずれにせよ繁殖どころか安定的生存もきわめて困難です。段階的に整ったのなら、洗練された能力や産物を多数持っていたが、システムとして機能しないので無意味だった、なんて極端なトンチンカン状態だったことになりますが、そんなわけがありませんね。「大昔、生物は海にいたが、進化して抗利尿ホルモンを獲得して陸に上がった」なんてのはデタラメもいいところで、塩分の濃度云々以前にそんな単純な問題ではないのです。

　生命は、誰も介入しない自然現象の結果として存在しているのか、何者かがそれを導いたのかのいずれかです。特に、水分調節システムの体全体を動員する壮大さにご注目ください。これは、局所的なポイントが進化したのしないの、なんてチマチマしたハナシでは全く不可能で、緻密な計画があって初めて実現する絶妙のシステムです。計画し、造ってくださった方がおられることを明瞭に示すものです。このシステムがあってこそ私たちが安定して生存できることを思うとき、「そのご計画は愛であった」と素直に納得できるものです。

注　集合管が発生学的に異なることが関係ありそうですが、発生学的に異なれば、受容体があってしかるべき、というわけではないのは言うまでもないことです。

人生の目的が変わる

30年余り前、私が医師になった頃の日本社会では、死はタブーでした。ガンは今でも必ず治る病気ではありませんが、当時は死病のイメージがさらに濃厚でガン告知は例外的でしたから、本当はガンでも偽りの良性疾患名で手術を勧め、患者さんも薄々気付いていても追及せずに手術を受け、再発してもはっきり再発だとか、まして余命を本人に告げるなんてきわめて稀でした。そんな社会では死が大っぴらに語られることはなかったわけです。

2，000年前ですら「人は必ず一度死ぬことが定まっている」といわれていた現象ですから、もちろんタブーである方がおかしかったわけですが、時代は変わり、日本でも死が語られる機会が増えてきました。一部、行きすぎが懸念されているようですが、ガン告知も普通のこととなりました。

確かに誰しも長く苦しむのは嫌だし、意識も定まらない状態での単なる延命は望まないし、進行した認知症で周囲に迷惑をかけたくありません。

それらは確かにそのとおりですが、日本の議論の多くは何かが違う、何かが欠けています。死ぬ「自分」に焦点が当たりすぎているように思うのです。

この点について、私はあるクリスチャンの女性から深く教えられました。その女性のご主人は若くして咽頭ガン（食道の少し上）になってしまったのです。

咽頭ガンは今日でも最も難しいガンの1つですが、気の毒にこのご主人も治癒しませんでした。筆舌に尽くしがたい二人三脚、いえご家族四人五脚の闘病の末、亡くなられる直前にご主人がおっしゃったそうです。

「上から何か白いものがおりてきた。ありがとう」

何といってもまだ若い方で、愛する家族もいるのに、とびきりきびしいガンになってしまって、どれほど悔しく、悲しく、辛かったか、大変だったか、当事者以外には決して本当の意味ではわからないほどのことですが、この奥さんと2人の息子さんは「お父さんは最期に『ありがとう』と言った」ことを1つの大きな心の支えとして、その後の年月を乗り超えてゆかれるのです。

もちろん、ご主人は死にたくなかったでしょう、家族ともっと長く過ごしたかったでしょう。ご家族も逝かないでほしかったでしょう、悲しみの極みだったでしょう、でも別れのときは来たのです。

そのときご主人は奥様と息子さんに、この方にしかできない最高のプレゼントをなさった、それは「ありがとう」の一言でした。その一言がこのご家族にとってどれだけ大きかったか。早すぎた別れの悲しみは消えないとしても、10年以上たった今、この奥さんは6人ものお孫さんに恵まれて素敵に過ごされています。

私たちは確かに死にます。別れのときは確かに来ます。そのとき、この世を去ってゆく自分に焦点を合わせているのがよいでしょうか、それとも、愛する方々に自分がしてあげられることに焦点を合わせるべきでしょうか。

もちろん、死は生易しいことではなく、傍目にはポックリ逝ったように見えても、時間や強さの個人差はあれど誰もが苦しんで世を去ります。多くは心残りがあり、そして自分が得たものを何一つ持っては行けません。

死に直面して恐ろしくない人は稀ですが、死が避けられないことであるならば、いなくなる自分のことではなく、残される愛する方々に自分がしてあげられることを考えたい、死を自分にしかできないプレゼントをする最後のチャンスと位置付けたいのです。

別に演出とかではなく、愛する人々の今後の支えになる言葉をかけることができたら素晴らしいではありませんか。それが「より良く死ぬ」ということの1つのあり方ではないでしょうか。

より良く死ぬ＝より良く生きる

医者をしていると人の死に立ち会う機会は多く、私もさまざまな死に立ち会ってきました。患者さんによっては永らく意識がないとか、人工呼吸器が装着されているとかで、言葉を発することができない状態で最期を迎える場合もあります。

そうすると「いざ」というとき、愛する人々が傍にいても、その方々の今後の支えになる言葉をかけることができません。でも人は自分の死に方についての選択権がないのです。「私は心臓病コースを希望します」とか「僕はガンでお願いします」というわけにはゆきません。

もう1つ選択権がないのは死のタイミングです。聖書のルカの福音書に出てくる、収穫物を貯蔵する倉庫のことで思い悩んだ金持ちのように、その日は明日かもしれないのです、あなたも私も。

死ぬ間際に愛する人々に、是非、自分ができる最後で最良のプレゼントをしたいと思っていても、いつ、どのようにして死が襲ってくるかわからないとしたら、私たちにできるのは、その日が明日であってもよいように、愛にあふれる言葉を日頃から周囲の人々にかけるようにする、ということです。

照れくさくても日頃から愛する人々に伝えましょう、「ありがとう」、「嬉しいよ」、「大好きだよ」と。

そうすれば、本当の最期のタイミングで何もお話しできなくても、あの人は「いつも」私を愛してくれていた、「いつも」私の存在を喜んでくれていた、と伝わりますから、残される方々のその後の支えになることができるのではないでしょうか。

しかも見返りを期待せずにかけたこれらの愛にあふれる言葉は、感謝なことに当人の考えとは裏腹に、大抵、生きているうちから私たちに返ってきます。私たちは自分に焦点を当てることをやめて「より良く死ぬ」ことを志すとき、「より良く生きる」こともできるようになると思うのです。

自分のための人生？

多くの現代人は「自分は自分のものであり、人生も自分のものである」と思っており、生活全般を「自分のため」という行動原理で営んでいます。

そういう人にとって「自分にとって有利な」立場にいること、「自分にとって有益な」職務を担当することが幸せなこと、望ましいことで、そうでない状態が我が事なら嘆いたり怒ったり、他人なら見下したり胸をなで下ろしたりしています。

「自分のため」という行動原理は、仕事、物、ひいては人さえも、自分のために有益なら尊重する（時には過度に）一方、そうでなければ軽視や敬遠し、競合者は時には妨害の対象です。逆の立場になれば、軽視されては怒り、妨害されれば全力で反撃に出ます。何気なく聞こえる「自分のため」という行動原理が、どれほど世の中を殺伐とした生きにくいものにしていることでしょう。

また、自分のために職業を選び、自分のために職務に当たる毎日を過ごすうちに、収入や地位、高級料理や海外旅行が日々の目標、そして気付かぬうちにその人の人生の目的になってゆきます。

でも、ある人が外車に乗ろうが国産車だろうが、実はどうでもよいことです。部長で終わろうが常務で終わろうが、後任者が来ればすぐに忘れ去られて大した意義はありません。どれほど足しげく外国を旅しても、自分のために行くだけなら虚しいことです。1人や2人で広大な家に住めばかえって寂しく、高級料理を楽しみすぎれば早々と世を去るのがオチでしょう。

こんな目標のために職業を選び、毎日あくせくし、我慢し、頑張る、ましてや落胆する、絶望するなんて愚かしすぎます。努力の甲斐あっていろいろとうまくいったようでも、あらためて見回すと喜んでいるのは周囲の一握りの人だけ、下手をすれば自分だけ、なんて虚しすぎます。

あの努力は一体、何のためだったのでしょう。ちっぽけな自己実現を人生の目的であるかのように錯覚しているのは、ちっぽけな「自分」に焦点を合わせて生きているせいではないでしょうか。

「人は自らの存在意義のなさには耐えられない」とよく言われます。少々荒っぽい言い方になりますが、自分のためだけに生きている人が仮にいなくなっても誰も大して困らない、換言すれば、いなくても別に構わないのです。

本人としては一所懸命に頑張ってきたつもりなのに、ひとかどの者になったつもりなのに、何と寒々とした悲しい現実でしょう。要するに「自分のために生きる」のは的はずれなのです。本当に必要とされる人は、自分のために生きている人ではありません。

「自分のために生きる」姿勢の根源にあるのは「自分は自分のものであり、人生も自分のものである」という思想です。

でも、もし私たちの造り主がおられるのならば、私たちは誰のものでしょうか。私たちの人生は誰のものでしょうか。造り主の存在を心から受け止めるならば、私たちも私たちの人生も、実は造り主のものであることを認めないわけにはゆきません。

私たちは「自分のため」ではなく、「私たちの本当のownerのため」に生きてゆくことを人生の目的とすべきなのではないでしょうか？　そのとき、人生の焦点は自然に「自分」から外れてゆきます。自分に無関心になるのではないとしても、より優先すべきものに目が留まるようになります。

聖書は、私たちが神の目的と意図のもとに選ばれ、世に送り出されたと記しています。造り主の存在を心から信じるとき、人生の目的が、そして生き方が変わります。

あなたがたがわたしを選んだのではなく、わたしがあなたがたを選び、あなたがたを任命しました。

（ヨハネの福音書 15章16節）

第9章 ミッション・インポッシブル——血液凝固

肝硬変などの重い肝臓病の方の心臓手術はかなりリスクが高いのですが、私はその点を説明していました。

「今度の心臓の手術では肝臓の持病が1つのネックになります。肝臓が悪いって言われてからだいぶ経つし、肝臓の大事さはよくご存知ですよね？」と言うと、

「10年近く前から『肝硬変の入口だ』なんて脅かされて、随分注意してきたんですけどねぇ。手術はだいぶ危ないんですか」と、ご夫婦そろって不安顔です。

「うーん。でもそれは脅しじゃなかったなぁ。今はもう肝硬変と言わざるをえませんからねぇ。それでね、重い肝臓病の方の心臓手術は、はっきり言ってリスクが高いんですよ。理由はいろいろありますけど、その一つは血が止まりにくいことなんです」

「あ、血小板ですね」

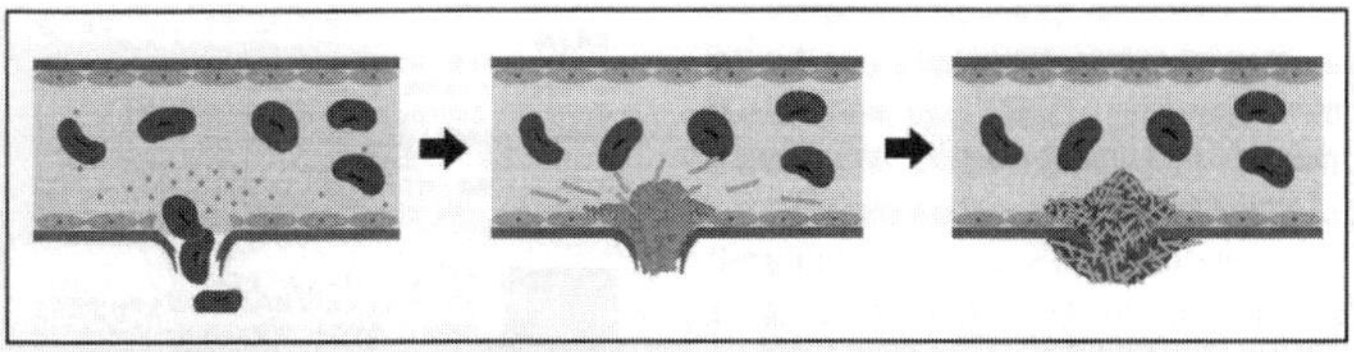

図1　血管が破綻すると（左）、まず血小板（小さな血球）が破綻部分にへばりつき「一次止血栓」を形成（中）。多くの出血では、そこに血液が凝固した「二次止血栓（血餅）」が形成されて止血が完成する（右）。

大抵の出血は押さえていればじきに止まるので、私たちは血が止まるのは特別なことではないように、また「出ているか、止まったか」のシンプルな現象のように感じがちですが、怪我でも何でも、出血がいつまでも止まらなければ究極的には生命の危機。

若い女性は毎月のように絶望的な貧血になり、出産など夢のまた夢（男性諸氏のために一言。正常でも出産は結構出血します）。病院は血が止まらない患者であふれかえり、手術、特に心臓や大動脈の手術など致命的出血が頻発することでしょう。体のあらゆる場所で起こった出血に対して止血メカニズムが働くことは、特別ではないどころか生存に必須の能力です。

この方は、日頃から血小板の数を気にしていたようです。

「内科の先生に、血小板が10万とか7万とか言われてました。今はいくつですか？」

「えーと、入院当日の採血で5万6千ですね」

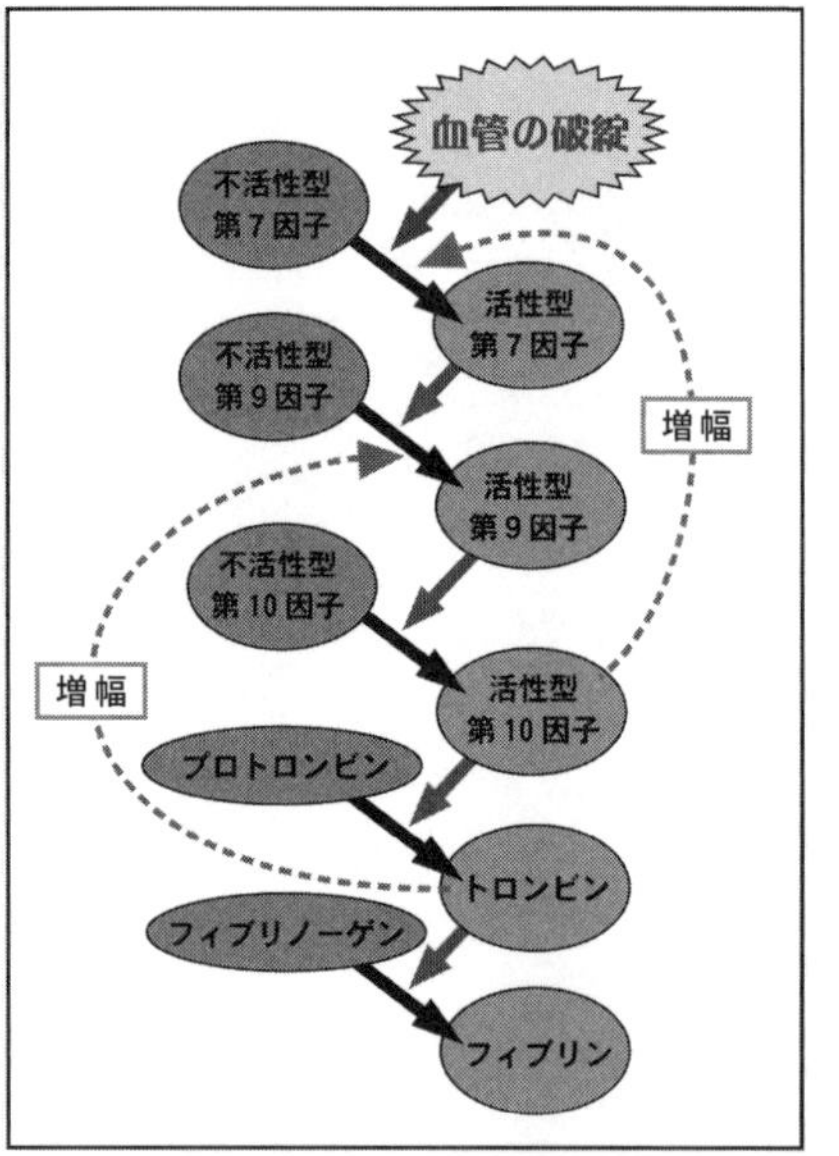

図2　血液凝固を起こす連鎖反応

「最近あなた、それぐらいよね。前よりだいぶ減ったわね」奥さんもかなり細かく把握しているようです。

止血の急先鋒は1、000分の1～4ミリメートルのとても小さな血球、血小板。血小板は血管の破綻部分にへばりつき、相互にリンク・収縮して止血しようとします。

ただ、これで止血できるのはごく小さな破綻だけで、通常の出血ではもっと本格的なメカニズム、血液が固まって血餅《けっぺい》ができる「凝固」が必要です（図1）。この凝固が、ややこしいほどの化学反応の連鎖。とても「シンプル」どころではありません。

本家！　ドミノ倒し

ここからは少し難しく感じられるかもしれませんが、図2を見ながらイメージをつかんで

ください。注

血餅の本体は、水に溶けない「フィブリン」という半透明のタンパク質。水に溶けないフィブリンは最初から血液中にフィブリンとして存在していたのではなく、もともとは水に溶ける「フィブリノーゲン」というタンパク質として存在していたものが、化学反応によりフィブリンに変化して析出《せきしゅつ》してきます。

フィブリノーゲンからフィブリンができる反応は無闇に起こるのではなく、「トロンビン」という別の血液中のタンパク質によって起こります。

ただ、もしトロンビンが最初からこの反応を起こす力のある（活性型、という）トロンビンとして存在していたら、フィブリノーゲンからフィブリンを生じる反応が起こりっ放しになり、血液は全部凝固してしまう！　ところですが、トロンビンは、もともとはこの反応を起こす力のない（不活性型、という）「プロトロンビン」というタンパク質として存在していたものが、化学反応によりトロンビンに変化してフィブリンを生じさせます。

プロトロンビンからトロンビンができる反応も無闇に起こるのではなく、「第10因子」という別の血液中のタンパク質によって起こります。ただ、もし第10因子が最初から活性型で存在していたら、プロトロンビンからトロンビンが生じる反応が起こりっ放しになり、するとフィブリンができる反応も起こり続けて、やはり血液は全部凝固してしまう！　ところですが、第10因子もまたもともとは不活性型第10因子として存在していたものが、化学反応により活性型に変化し、トロンビン、次いでフィブリンができるよう作用します。

第10因子が不活性型から活性型になる反応も無闇に起こるのではなく、「第9因子」という別の血液タンパク質によって起こります。

この第9因子についても、もし最初から活性型で存在していたら、第10因子をどんどん活性化してしまうので、トロンビンが生じる反応が起こりっ放しになり、するとフィブリンができる反応も起こり続けて、やはり血液は全部凝固してしまう！ところですが、この活性型の第9因子もまた、もともとは不活性型の第9因子として存在しています。

第9因子が不活性型から活性型になる反応も無闇に起こるのではなく、「第7因子」という別の血液タンパク質によって起こります。この活性型の第7因子もまた、もともとは不活性型の第7因子として存在していたものが、血管破綻部位と接触して活性型に変化します。

つまり、凝固因子はもともとは全部不活性型で存在していて、何もなければ基本的には凝固は起こりませんが、血管が破綻すると、不活性型の第7因子が破綻部位と接触して活性型に変化し、そこから連鎖的に4つの反応が起きて血液は凝固するのです。

「肝臓の先生はタンパクのことは言っておられませんでしたか？」と尋ねると、

「うーん、どうだったかなぁ。GOTとかGPTのことは毎回でしたけどねぇ」

「そうですか。実はタンパク質は主に肝臓で合成されるんですけど、いろいろな凝固因子も肝臓で造られるから、肝機能が落ちてくるとタンパク質全体も凝固因子も減ってきます。そうすると血が固まりにくくなってしまうんです」

「おまけに肝臓病だと血小板も少ないから、出血が問題になってくるわけだ」

「そういうことです。さすが察しがいいですねぇ」

褒められて気を良くした患者さんは続けました。

「それにしても凝固ってずいぶん面倒臭いですねぇ。血管が破綻したらフィブリノーゲンがフィブリンになる、で十分でしょ。そんな何段階もかかるのって、何だかバカみたいって言うか、うまくできてませんね」

「あ。それはそうじゃないんですよね」

ややこしい多段階＝愚か？

何でこんな面倒臭いこと……と誰しも思うでしょう。

土嚢《どのう》を少数置いても堤防の決壊には役立たないように、フィブリンが自分より桁違いに大きい血管の穴のへりに付着するだけでは、あふれる血は全く止まりません。次から次へ、どんどんフィブリンが析出してくることが必要です。

実は私たちには、5段階の終盤直前のトロンビンが2つ前の反応を促進する、第10因子も2つ前の反応を促進する（図2）など、自己増幅システムが備わっていて、凝固因子1分子から次の段階の凝固因子が何千、何万できるようになっています。

止血という目的に一直線、ネズミ算どころかカマキリの卵も真っ青です。もし凝固が1段階や2段階の反応なら、この自己増幅は起こるべくもありません。自己増幅しつつ爆発的に凝固するのは多段階であるおかげです。しかも多段階とはいえ迅速で、血餅ができ始めるまで、わずか10秒！　まさに「cascade（滝）」。

多段階の反応であることには、もう1つ大きな意義があります。

もし凝固がシンプルに起きるのなら、劇的であればあるほど血はとめどなく固まり、血管の閉塞と組織の壊死を招き、凝固が起こらない以上の深刻な生命の危機です。凝固を抑制する機能が是非必要ですが、もし凝固が1段階の反応なら、その抑制は止血不全を意味し、2段階の反応でも凝固と抑制のバランスが不安定そのもの。不足と過剰を行き来して、血栓ができたり出血したりするでしょう。実は私たちは多段階の反応に対して凝固抑制物質を3つも備え、バランスよい制御が実現しています。

「凝固させない物質まで3つも要るんですか。何だか多すぎるなぁ」

「3つのうち1つの欠損症でも病的な血栓症が頻発しますから、これは論より証拠で是非とも必要です。怪我なんかで凝固は実感できるけど、凝固の抑制は気付きませんよね。でも、抑制物質が3つある恩恵は生存を左右するぐらい大きいんです」と、言うと
「肝臓が悪いと欠損症になるんですか」と、また不安になってしまったようです。

「確かに抑制物質も肝臓で造るけど、肝臓が悪いのと欠損症とは別で、欠損症というのは先天性の病気ですね。ちなみに欠損症って、持ってないんじゃなくて活性の低下ですよ。遺伝子の変異、それもごくわずかの変異で、タンパク質ってしばしば活性がガタ落ちになるものなんです」

「へぇー。全部の物質が正しい状態でそろってないと変な血栓ができちゃうなんて、すごく厳密なんですね。何だか心配になってきました」

「いや、まずは出血が止まるほうが先決だし、状況に応じて対策はしますから、あんまり血栓のことまで心配しないでくださいね。ただね、必要時には集中的な凝固が起きる一方で、複数の凝固抑制系によって血栓症を防げるのは、凝固系が多段階反応だからですよね。むしろ、すごくうまくできてるってことですよ」

ミッション・インポッシブル

連鎖反応はバケツリレーのようなもので、そのうち1段階だけ不具合でも全体が崩壊します。ですから凝固因子の1つが十分な活性を持たないだけで血液は極端に凝固しにくくなり（血友病などが有名ですね）、存在しないなんて論外。逆に1つでも最初から活性型で存在していたら、血液は片っ端から凝固します。つまり、

① 凝固因子が全部そろっている
② どれも「正確に」不活性型である
③ どれも「正確な」刺激により、次の段階の反応を起こす活性型に「正確に」変化する

という、あまりにできすぎた条件を満たすことが必須です。何らかの作為なくして、まさに「ミッション・インポッシブル（遂行不可能な命令）」。

ところが事実、5段階の反応の5つの凝固因子（協調的因子も入れると7つ）すべてが、もともとは不活性な状態で存在し、血管が破綻すると連鎖的に活性化する、そのおかげで、平時には凝固が起こらず、出血時に一気に止血システムが発動するようになっています。

「すごいなぁ。これが適者生存ですね」

「いや、あのね。5つの凝固因子はタンパク質なんですが、タンパク質って多数のアミノ酸が連なったものですよね。比較的シンプルな部類の第10因子でも300個あまり、フィブリノーゲンはざっと3,000個（!）のアミノ酸でできてますから、②、③に合うタンパク質を5つ偶然持っていた、なんてありえませんよね。それに、段階的に②、③をクリアーしてきたというのも、完成する前の段階の生物がちっとも血が止まらないか凝固しまくるかで生存不能だから、可能性「ゼロ」でしょ。おまけに①全部そろう、が必要なら、凝固のシナリオも、それに必要な何種類の凝固因子も、最初から持っていたとしか考えられませんよね。そんなこと自然現象じゃありえないと思いませんか。でも、凝固因子だけじゃないんです」

出血部では盛大に凝固が起きねばなりませんが、広範囲に凝固が波及して次々に血管が閉塞してはならない。つまり出血持続も凝固過剰も困る、と、厳しすぎる要求があります。切り札的な凝固抑制物質も、それがもし常に凝固を阻止してしまうのでは凝固そのものが起こらず、元も子もありません。またもや「ミッション・インポッシブル」。

都合が良すぎることに、3つの凝固抑制物質はどれも単独（すなわち、血液中）では作用がとても弱いのですが、血管表面の細胞（内皮細胞）上に存在する物質と一緒になると、凝固の各段階を強力に阻止します。

そのため、破綻のために内皮細胞がなくなった部分では凝固が盛大に起こっても、損傷のない周囲の部分は内皮細胞で覆われているので、抑制物質が働いて凝固が広範に波及しないようになっています。


「内皮細胞のあるところだけ抑制しますなんて、もちろん、メカニズムは科学的に解明されてますけど、どう見ても話ができすぎだと思いませんか?」

「はかられた、って感じですね。作為を感じます」

「でしょう? 凝固抑制物質も600個ぐらいのアミノ酸でできたタンパク質ですから、『偶然3つもありました』なんて考えられないし、わずかな変異でも活性がガタ落ちする欠損症を思えば、段階的に獲得した可能性もないですよね。つまり凝固因子だけじゃなくて、器用な凝固抑制物質も最初から持っていたってことです。人間は最初から全部持っていて、ほとんどの人はその遺伝子を正確に脈々と受け継いでいるんだけど、中には遺伝子変異が起きてしまって、いわゆる欠損症になった人がいる、ということですよね」

「ははぁ、なるほど。じゃあ、私も全部持ってるんですね」

「もちろん。ただ、肝臓が弱くてどれも少な目だから出血に警戒します、というわけ」

「わかりました。じゃぁ、手術をよろしくお願いします」

あれあれ。説明がすんだ気になってしまったみたいです。

「あ、まだほかにもいろいろありまして……」

命は血の中に

科学の進歩した現在、単離・精製され、医療に使用される凝固因子もありますが、基本的には出血に対して、つまり血管外に投与します。

トロンビンはじめ、途中段階の活性型凝固因子を（誤って）血管内に投与すると、不適切に一気に凝固が始まります。不活性型であっても、血友病などの凝固因子欠損症でも、特定の凝固因子を集中的に投与すると、出血のために困っていたはずの患者さんの数％に重篤な血栓症が起こります。私たちの血液、ひいては生命は絶妙のバランスの上にあるのです。

そもそも、体中に血管が張りめぐらされ、血液に乗って酸素や栄養がくまなく届けられる血液循環というシステムを持っていること自体、驚くべきことですが、仮に血液循環システムを持っても、血が出始めたら止まらないとか、凝固しだすと次々に血管が詰まってしまうのでは、繁殖はおろか生存も不可能です。

もちろん、心臓や血管を持つ前に、循環もしないのに血液を持ち、凝固や凝固阻止の能力を獲得してあった、なんて、詭弁《きべん》もいいところ。だから、段階的な機能獲得とか自然選択なんて、「むなしい、だましごとの哲学」の類で、真剣に検討すればするほど、血液循環のシステムと同時に、必要に応じて凝固させる能力も、凝固の無制限な進展を抑える能力も、すべては「与えられた」以外の可能性は考え難いのです。

人生にトラブルはつきもの。怪我もあれば事故もあります。それに対応できる能力もあらかじめ与えられたのです。ヒゲ剃りや家事でのちょっとしたキズの出血が止まっているのを見たら、すべてを与えてくださった方の愛が、さりげなく、でも明らかに、そこに示されていることに気付いてください。嬉しいですね。

注　活性化される第7因子の量が多ければ直接第10因子に働くので、第9因子を経由しなくても凝固反応は起こることが判明していますが、ここでは従来通りの説明をしています。凝固システムについては、研究の結果、時々、以前の理論が訂正されているようです。

その方の名は？

『なぜ神々は人間をつくったのか』（ミネケ・シッパー著　原書房）という本には、世界各地に伝わる人間の出自に関する説が紹介されています。

黙示文学的な説、ユーモラスな説、グロテスクな説などいろいろあり、何の脈絡もなく卵が出現したり、人が天から降ってきたりと、出自の明確な説明になっていない説もかなり含まれますが、その数なんと1、500！「私はどこから来たのか？」というのが人類共通の関心事であることがよくわかります。

これだけ多様である以上、全部が真実なわけはありませんが、ロクに検討もせず「どれも非科学的だ。すべて神話だ」と決めつけてしまっては、公正で理知的な人物の名がすたります。どれも自信満々な主張のようですが、この膨大な説の中に真実はあるのでしょうか。それとも、どれ一つとして真実ではないのでしょうか。

私たちは何らかのプレゼントをいただけば、当然お礼を考えます。贈り主不明なんて現実にはきわめて稀ですが、もしそんなことがあれば普通は「一体、贈り主はどなただろう」と当惑します。素晴らしいプレゼントを受け取っておきながら、「誰がくれたのかわからないけど、そんなことどうでもいいや」なんて人は困りますよね。もし私たちが造っていただいたのならば、この生命が与えていただいたものならば、まさにビッグ・プレゼントだから感謝すべきでしょうが、『造り主・贈り主はどなたなのか』が問題です。

なにごとの　おわしますかは　知らねども　かたじけなさに　なみだこぼるる

なんて和歌がしっくりくる日本人は、神認識がきわめて曖昧で、「どなただろうが、それ以上はいいじゃないか。感謝する思いは貴いのだから」なんて言いそうですが、よく考えると、相手が誰かわからないけど感謝します、なんて、本気で感謝する気がある発言とは思えません。感謝をささげるべき相手はどなたなのでしょうか。

愛があふれている

壮大な宇宙の分野から極小の素粒子の分野に至るまで、安定した営みが可能となっているのは、きわめて厳密な条件をクリアーした要因が多数関与しているからだと、各領域の専門家たちが証言しています。どの学者も、少なくとも最初は安定性を自然現象として説明しようとしたことでしょう。

しかし、厳しすぎる制約と要因の多さ、またごく一部の要因のわずかなズレが破滅的崩壊を来す事実に直面し、それでも無作為な現象の可能性を追求し続ける人もいますが、多くの学者が自然現象に帰する説明は非合理的だと指摘しています。つまり作為なくして成立不可能だと考え、創造者の存在を想定します。それがインテリジェント・デザイン（ＩＤ）論です。

人類の起源を自然現象に帰する説明も、先入観を排して分析的に考察すると無理がありすぎます。現存する人間と寸分違わないかどうかはともかく、無数と言うべき基本的機能とその連携を最初から持っていた、そして与えてくださった方がおられると考えざるをえません。

ただ、それらの機能はあまりにも手が込んでおり、少々の問題は克服できる対策も備わっており、しかもそれらの機能があってこそ、人間がまずまず安定して生きてゆけることにも気付きます。つまり、どう見てもその背後に配慮があふれているのです。

ＩＤ論ではあらゆる存在が創造者候補ですが、創造されたのだとすれば、これだけ精密に造っておきながら、目的もなければ作品の行く末にも関心がないという創造者は、少なくとも人間の感覚では理解不能。前にも述べましたが、作者は作品の行く末、取り扱われ方にとても関心があるものです。創造者を名乗る存在が、目的を持って人間を造り、愛し、関心を注いでいると述べているとすれば、成りすましの可能性を100％は否定できないものの、信憑性はかなり高いですよね。それから、もし本当に創造者がいるのなら、その方は到底人間には把握しきれない想像を絶する能力の持ち主であることでしょう。

聖書には「私が造り主である」「私のほかに神はいない」と、また神が人間を愛し、関心を持っていることが、複数の筆者によって繰り返し記されていますし、展開される話もそれを裏付ける内容です。もちろん、全知全能の方であることも、何度も書かれています。つまり言葉を選ばず言えば、先に挙げた条件はそろっていますが、それだけで万人が「確かにこの方だ」と納得はしないでしょうね。

さあ、聖書の神が本当に創造主かどうか、あとはご自分で確認なさってみてはいかがでしょうか。

第10章 地の塩のサイエンス——ナトリウム調節

塩分制限って、意味あるの？

「健康診断の結果が帰ってきましてねぇ、先生に診てもらってる血圧の方はホラ、おかげさまでAだったけど、気に入らないのがこの『ナトリウム』ってのが高くてCなんです。ナトリウムって塩でしょ？ 女房が『塩は血圧の大敵』ってんで、メシは薄味ばっかりで漬物なんて一切出ないし、醤油もちょびっとで我慢してるのに、何でナトリウムが高いんですかねぇ？ 『あなた、外で辛いもの食べてない？』とか言われたけど、とんでもない。塩分制限なんて意味ないと思うんですよ」

「あ〜、それはお気の毒さま。そもそも基準値ってのは、健康人の95%がおさまる範囲、という意味で、何も問題がなくても5%の人は基準値を外れてくるんですよ。おまけに健診は見落としがないように基準値をわざと狭く設定してて、このナトリウム値は全く問題ないですね」

「何だ、そうなんですか。基準値超えてたら異常ってわけじゃないんですね。まぁ、それにしてもナトリウムが低くってもいいぐらいだけどなぁ。塩分制限やめたらダメですか？」

自分で料理をする方はよくわかるはずですが、「塩気ない」食事は「味気ない」。塩こそは料理の要、味の命と言っても過言ではなく、うどんなどで塩分を抑えると、あの「コシ」がガタ落ちです。日本人は塩分の摂り過ぎだと言われ、病院では塩は目のカタキ扱いですが、塩分制限は血圧に有利に作用するとしても、寿命が延びるかどうかには実はかなり異論もあります。それはともかく肝臓病には節酒、減量にはダイエット。なのに塩分制限してもなぜナトリウムが高いのか、というこの人の疑問もわかります。

「健康診断は午前中でした？　午後でした？」

「午後からだから、午前中は仕事に出ました。早めの朝食の後は絶食だったのに、何だか忙しかったもんで、腹は減るわ、のどは渇くわ、とんだ判断ミスでした」

「なるほどね。塩水をしばらく放っておいて水分が蒸発したらどうなります?」

「そりゃ、濃くなるんじゃないんですか?」

「そうそう。だからその健診の日ね、午前中飲まず食わずで脱水気味だったんですよ。それで血も濃くなって、ナトリウムが普段より高めに出たんだと思いますね」

「なぁ～んだ、そうか。じゃあ、気にしなくていいんですね?」

「私たちの血液中ナトリウム濃度は、かなり厳密に維持されています。ところで、2、000年前に『自分自身に塩気を保ちなさい』と言った方がいるんだけど、誰だか知ってます?」

「先生、きっとまたキリストなんでしょ?　知らんけど」

塩気を保つ重要性

細胞は周囲を細胞膜で囲って内部環境を保っていますが、極端に薄い液体に囲まれると細胞膜を通って水分が押し寄せ、逆に極端に濃い液体なら水分が失われます。不人気な動物のハナシで恐縮ですが、ナメクジに塩をかけて退治する様子を考えればおわかりでしょう。これが脳に起きれば脳細胞が膨張したり虚脱したりして、究極の結果は意識障害や痙攣です。つまり生物の生存のためには細胞内はもとより細胞外環境も適切に調整される必要があり、細胞外液の主役が「塩」、ナトリウム・イオンです。生体では主役のナトリウムの他、カリウム、カルシウムなど他の電解質（イオン）も細胞の内と外で段違いの濃度に調整されていて、筋肉や神経はこれら電解質の濃度差を利用して作動しています。ですから電解質濃度が適切に調整されないと心臓は動かず、神経はシグナルを送れず、命がありません。ナトリウムはじめ電解質濃度の維持は生命線なのです。

「細胞が膨れたりしぼんだりも問題だけど、特に心臓や神経が機能しないと一発退場でしょ。つまり細胞内・細胞外のナトリウム濃度は、そのうち調整できるようになればよい、なんて次元じゃなくて生命の最初から必須の能力なんです」

「だから健診結果で、電解質だけに1ブロックも割いてるんだ。『何じゃこりゃ？』と思ってたんですよ、実は。ところでナトリウムが上下すると危ないいんなら、お相撲さんが大一番の前に塩を舐めたりするのってヤバくないいんですか？」

「あれ、まさに塩分制限への挑戦に見えるけど、じゃあ力士のナトリウムは高いかというと、そうでもない。前にも言ったとおり、細胞外ナトリウム濃度はすごく厳密に維持されていて、それこそ海生動物も陸上動物もほぼ同じなんだそうです」

「マジですか？　塩まみれの環境で？　ナトリウム濃度って、まさに命綱なんですね」

「そうですよ。力士だけじゃなくて私たちも辛い物食べたり大汗かいたりします。その都度ナトリウムが大々的に変動したら死活問題だけど、主に腎臓と腸で実に巧妙に調節されてるんです」
「あ、そう言えば会社に腎臓悪くて透析してる人がいました。でもナトリウムじゃなくてカリウムが何とかって言ってたなぁ」

スーパースターは仕事のムシ

腎臓は左右で合計300グラム、体重のわずか0・5％ですが、全身の20％、毎分1リットルの血液が流れ、間断なく生じる老廃物・不要物を24時間体制で排泄しています。不要物も多様なので「余計な物だけつまみ出す」のは不可能で、一旦、水分とともに全物質を出し、必要なものを回収するという手法で、必要物は100％近く再吸収し、ナトリウムなどの電解質、糖、ビタミンなどが過剰な場合にその過剰分と不要物だけを、たった1％の水分に詰め込んで排泄しています。惚れ惚れするほど優秀な仕事ぶりです。

ちなみに血液透析は、腎機能が廃絶した患者さんの腎臓を機械で代行する治療ですが、流量は毎分250ミリリットル程度。週3回、1回あたり4時間では、目いっぱい効率を上げても365日24時間働く「仕事のムシ」みたいな腎臓には太刀打ちできません。

「へぇ〜。そんなスーパースターみたいな臓器だとは知らなかったなぁ」

「でしょう？　腎臓の糸球体という組織で血液がろ過されて、まず尿のもとの『原尿』ができるんですが、原尿の組成はタンパク質以外は血漿とほぼ同じだから、ナトリウムは食塩に換算すると1日1、500グラムも原尿中に出ていっちゃう計算です」

「え〜。だって塩って大抵1袋1、000グラムで売ってますよ」

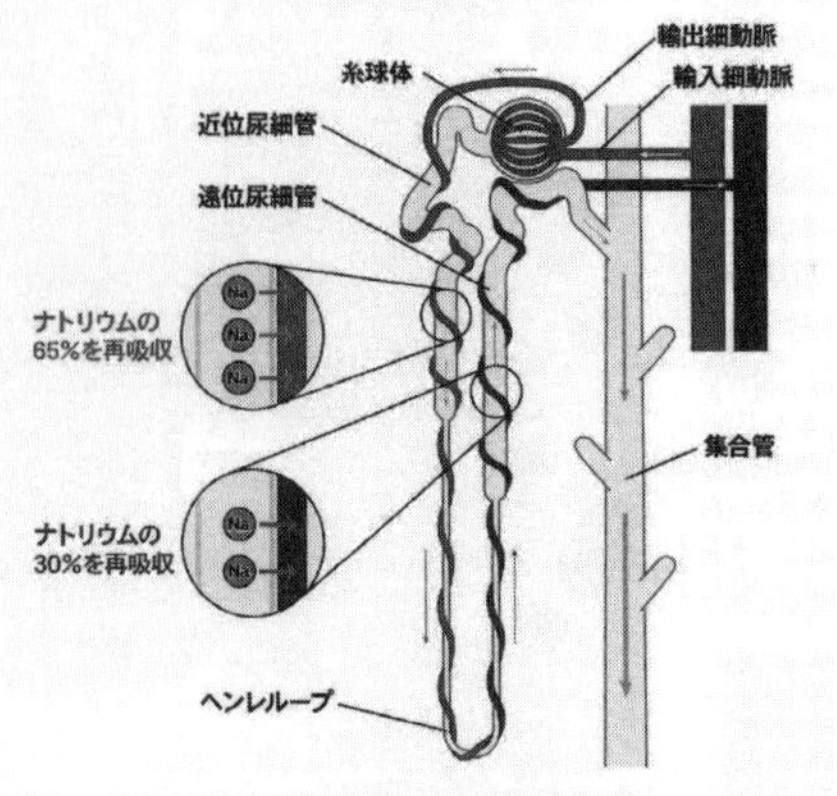

図1　糸球体〜尿細管〜集合管

「ビックリでしょ？　1日10グラムで塩分過剰とか言われるのに、1、500グラム」

「しっかり再吸収できないと、低ナトリウムになって大ピンチですね？」

「そのとおり。だけど心配御無用どころか、呆気にとられるほど猛烈な再吸収が起きます。糸球体から近位尿細管、遠位尿細管、集合管というルートを通って原尿が尿になるんだけど、ナトリウムは前半、つまり最初の近位尿細管で65％内外、次の遠位尿細管でさらに30％ほど回収されて、ルー

トの後半では5％程度しか残ってないんです」（図1）

「何だか強制徴収って感じだなぁ。よっぽどすごい仕組みがあるんでしょうね」

「そうですよ。でも感心するのはまだ早い。残り5％って、まだ食塩にして75グラムもあるから、これだって丸ごと出ちゃったらマズいでしょ？　まだまだ搾り取るのよ」

「うわ〜。税務署の方ですか？　って感じ」

「ハハハ、いい勝負かも」

無から有を造り出す方の業

そんなに塩分喪失したら死んじゃうから、うまく回収できて当然、と思考停止しそうになりますが、原尿と血液で濃度がほぼ同じだから移動しないはずのナトリウムが、なぜ再吸収されるのか？　実は原尿と血液との間の尿細管細胞が、血液側にナトリウムを放出している（図2）（しかも、わざわざエネルギーを消費して）[注1]ので、尿細管細胞内はナトリウム濃度が低く、さらにプラスの電気を帯びたナトリウム・イオンを放出するため、細胞内が電気的にマイナス

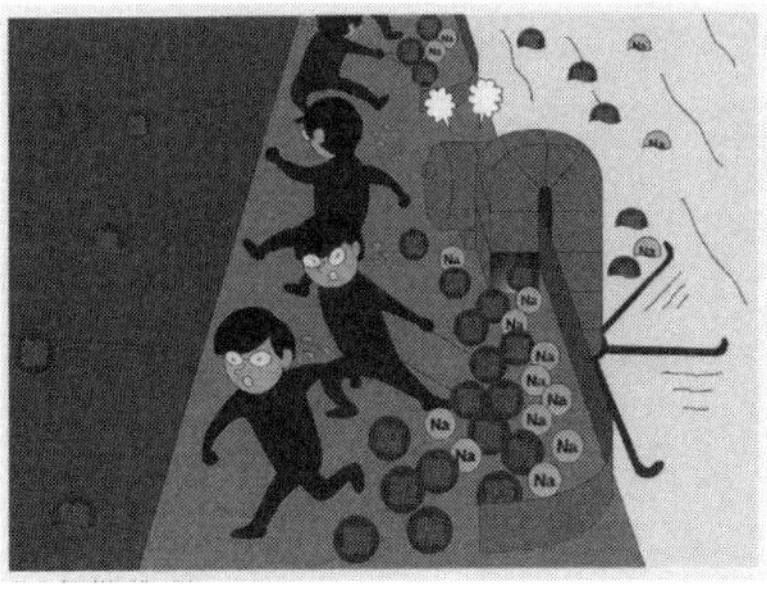

図2　戦略的なナトリウム奪還

になっているのです。つまり血液と原尿とはナトリウム濃度も電気的にも差が「無」いのに、両者の間に介在する尿細管細胞との間で濃度も電気的にも差が「有」る、というより、差が「造られる」。


「これって『火のないところに煙が立つ』ってヤツですね?」

「感じ悪い言い方だなぁ。でも、その意味するところは『普通は起きない現象』ですね」

「もしそのナトリウムを汲み出すポンプみたいなのがないと、細胞内がマイナスにならないし濃度も同じだから、腎臓はともかく神経や心臓がダメで一発退場ですね」

「そう、不可欠です。そのポンプは『Na-K ATPase』っていう名前のタンパク質だけど、尿細管細胞だけじゃなく体中にあって、これのためだけに基礎エネルギーの1割を消費するぐらい、生命の根幹をなしています。時代をどこまで遡っても、このポンプがない生命なんて考え難いけど、構造が全く単純じゃなくて分子量が27万以上もあるんです」

「そんな、分子量とか言われてもなぁ……」

「あ、ゴメン。アミノ酸1個が100とか200だから、ざっとアミノ2、000個相当かな。

タンパク質ってアミノ酸が正しく配列しないと機能しないから、完成形でないと存在価値はほぼゼロです。このポンプの役割を思えば、『最初はなかったが徐々に完成した』ではなく生命の最初からあったはずだけど、偶然、2、000個も正確に配列するわけがない。普通でない介入があったと思わせるに十分です」

さらに物質は、濃度や電気的に差があっても通路（輸送体というタンパク質）がないとスムーズに移動できません。尿細管細胞にはさまざまなナトリウム輸送体が備わっていて、猛然たる再吸収が起こります。さらにナトリウムの勾配を利用して、ブドウ糖、アミノ酸、カリウム、リンなどの重要物質もナトリウムと一緒に回収されます（図3）。水素イオン（酸性のもと）と交換でナトリウムを取り込む輸送体まであります。つまり尿細管細胞は、血液側では積極的にナトリウムを排除する一方、反対の原尿側ではまさにあの手この手で一生

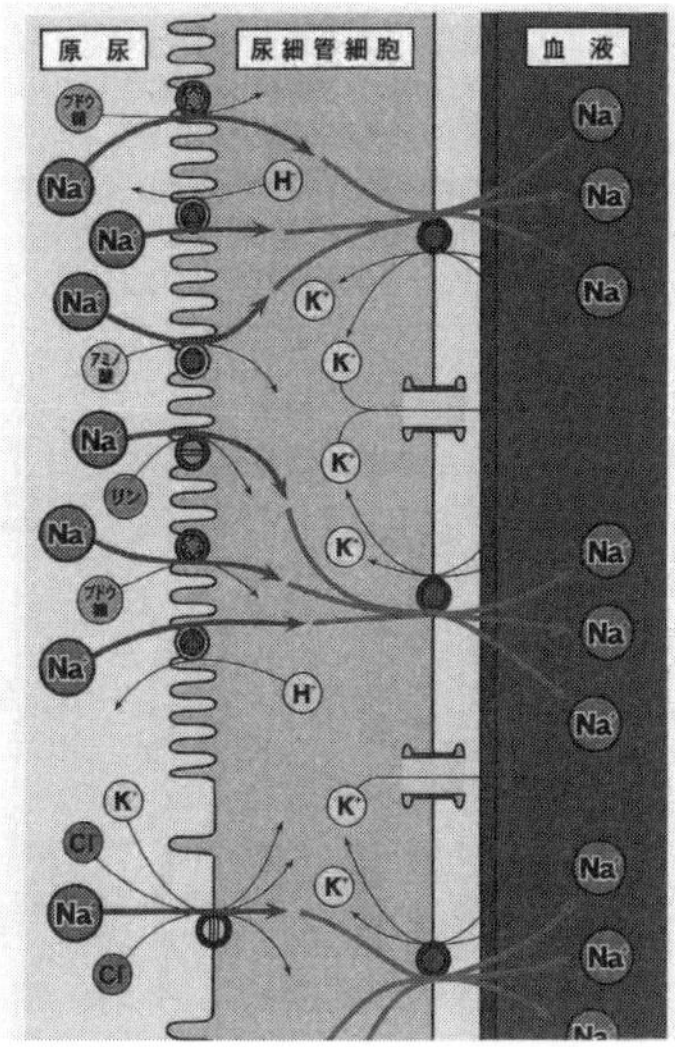

図3　ナトリウムと一緒に99%が再吸収

懸命ナトリウムを取り込んでいるわけで、あまりにも不自然。ナトリウム奪還の明確な意図を感じます。ちなみに、腸でのナトリウム吸収の手法も同じです。


「確かに、回収のためにできた仕組みとしか思えないですね。輸送体も偶然じゃないと？」

「もちろん。ナトリウム輸送体も、アミノ酸400〜500個もの正確な配列が必要なタンパク質で、そんなものが誰も何も手を加えないのに実現するわけがないですよね。そのように計画され造られた、そうなさった方がいる、としか考えられないんですよ」

「段階的でもない、と？」

「ないですね。完成を待つ間、ナトリウムがジャンジャン出て行ったら命がないし、完成前の機能しないタンパク質を持ってる理由もありません。少なくとも重要な輸送体を一揃い全部、すぐれた機能を持つ状態で最初から持っていたはずです」

「そうか。ナトリウムのお蔭で回収できるブドウ糖やアミノ酸まで出て行っちゃうか」

「破滅でしょ？　実際は、ブドウ糖やアミノ酸は最初の近位尿細管で何と99％回収されます。無から有を造り出す方の素晴らしさは、とても語り尽くせません」

5％の攻防

尿生成後半のナトリウムは食塩換算で約75グラムで、5％に減ったとはいえ標準的な1日摂取量の7～8倍、全細胞外液中の塩分に近い大量ですから、無論、大部分は回収する必要があります。扱い次第でナトリウム欠乏にも過剰にもなりうる「攻防ライン」の5％ですが、実は後半移行部分の尿細管に『緻密斑』というセンサーがあり、尿の流量や塩分[注2]が下がるとシグナルを送って塩分不足の時はガッチリ再吸収し、不足でない時はほどほどにする感動的に優秀なシステムが備わっています。

「シグナルが出たら、何が起きるんですか？」

「要はアンジオテンシンⅡという物質ができるんです。この物質は大きく2つ作用があって、1つ目は血管を収縮させて血圧を上げる。2つ目は、副腎という臓器から後半5％のナトリウムと水分の再吸収を増やすアルドステロンというホルモンを分泌させる作用です」

「血圧が上がって水分も塩分も増えると、何だかヤバイことになりそうだなぁ」

「それがならないからスゴイ。単に血圧低下や脱水で尿が減っている時は、1つ目の血管収縮で糸球体の濾過圧が上がって尿量が増えるから例のシグナルが止まり、血圧もわりとすぐ戻って、それで落着。塩分不足で困ってる時は、2つ目のアルドステロンで全部を上げたいんだから上がってよいし、塩分不足でなければ早期決着するので、分泌に時間がかかるアルドステロンは大して出ないからヤバイ過剰回収は起きません。まさに脱帽ものです」

ちなみに、ホルモンは受容体に結合して初めて効果が現れますが、ホルモン受容体というのは極端に特異性が高く、ごくわずかな違いでも結合しません。つまりドンピシャの受容体がなければ、アルドステロンがどんなに分泌されてもナトリウム吸収は全く増えません。アルドステロンを作る副腎ではない臓器にそんな受容体が存在し、生命を安定させている。普通に考えれば、これは無作為な自然現象ではありません。計画が必要です。

さらに、そもそもなぜアルドステロンなんて物質を合成できるのか？　アルドステロンの原料はコレステロールですが、コレステロールからアルドステロンまでに6段階の化学反応の連鎖が必要で、それぞれの反応にはタンパク質である酵素が必要です。つまり6種類の酵素の1つが欠けただけで、アルドステロンは合成できません。ところが、例えばアルドステロンの2段階前の物質は活性が200分の1と、ほぼ機能がなく（3段階前のほうがマシ）、これらの酵素を段階的に獲得してついにアルドステロンが作れるようになった、なんて仮説は幻想もいいところで、6種類の酵素が最初から全部揃っていたはずなのです。そしてどの酵素も無作為に出現するとは考え難いのに、それらを全部持っているのなら、「これは自然現象ではない」としか言いようがありません。

我ら地の塩

生命は、誰も介入しない自然現象の結果として存在しているのか、何者かがそれを導いたかのいずれかです。環境変動に対応できない生物は生存できません。「塩気を保つ」ナトリウム調節機能は最初から必要であり、それはあまりに複雑かつ精巧で、無作為な自然現象で獲得されたとは考え難いことを見てきました。ナトリウム調節に限らず、完成前の段階は無機能に近いのです。「極めて長時間かければ」という進化論お決まりの煙幕は、未完成な段階だらけでは「生物はその長時間を乗り切れない」という厳粛な事実の前に自爆する、実に哀れな単なる逃げ口上です。

私たちは能力獲得のために努力していません。厳密な調節に苦労してもいません。塩分調節システムは、すべて完璧な状態で私たちに与えられました。全能の創造主は確かにおられるのです。

わたしはアルファであり、オメガである。最初であり、最後である。初めであり、終わりである。

（ヨハネの黙示録　22章13節）

注1　細胞は血液からカリウム・イオンを2つ取り込んでナトリウム・イオンを3つ放出し、さらにカリウムも別経路で排出してマイナス電気を帯びています。

注2　ナトリウムではなく食塩での相棒、塩素イオンの濃度を検知します。

「超」秀才と進化論「信仰」

勤務先の病院で、ある降圧薬の薬剤説明会（最近発売された薬のメリットを宣伝する会）を拝聴していたところ、営業マンは某国立大学医学部の基礎系教授の講義的ビデオを供覧しました。いわく「塩分濃度が極めて高い環境下で生息する海生生物と、陸生生物の体内ナトリウム濃度はほぼ同じである。これは進化の過程で、陸生生物が『心房性ナトリウム利尿ペプチド』というホルモンを獲得したからだ」そうです。

心房性ナトリウム利尿ペプチドは、主に心臓の心房から分泌されるアミノ酸28個の小さなホルモンで、水分とナトリウムの排泄、血管拡張をはじめとする多彩な作用を持っており、その人工合成物はすでに臨床応用されています。実は私は、この先生が同じビデオクリップをインターネットにアップされているのを知っていました。この先生を個人的には存じ上げませんが、基礎医学の国立大学教授ですから、私なんかより何倍も優秀な「超秀才」だろうと思います。この肩書きだけで、多くの人は「御高説」を鵜呑みにするかもしれないのですが、ちょっと待ってください。

ホルモンは、それ単独で効果をあげることはほとんどなく、標的となる細胞の表面や内部にあるホルモン受容体に結合し、その結合に引き続く多数の連鎖反応の末に効果をあげます。例えば本文で述べた、副腎から分泌されるアルドステロンというナトリウム吸収を促進するホルモンは、別臓器である腎臓の中の尿細管細胞の核の中にある受容体に結合し、その後、多数の物質が関与する連鎖反応の末にナトリウム吸収が促進されます（図4）。連鎖反応は途中の1つが止まると全体が停止しますから、1つでも欠けているのは何も持っていないに等しいのです。

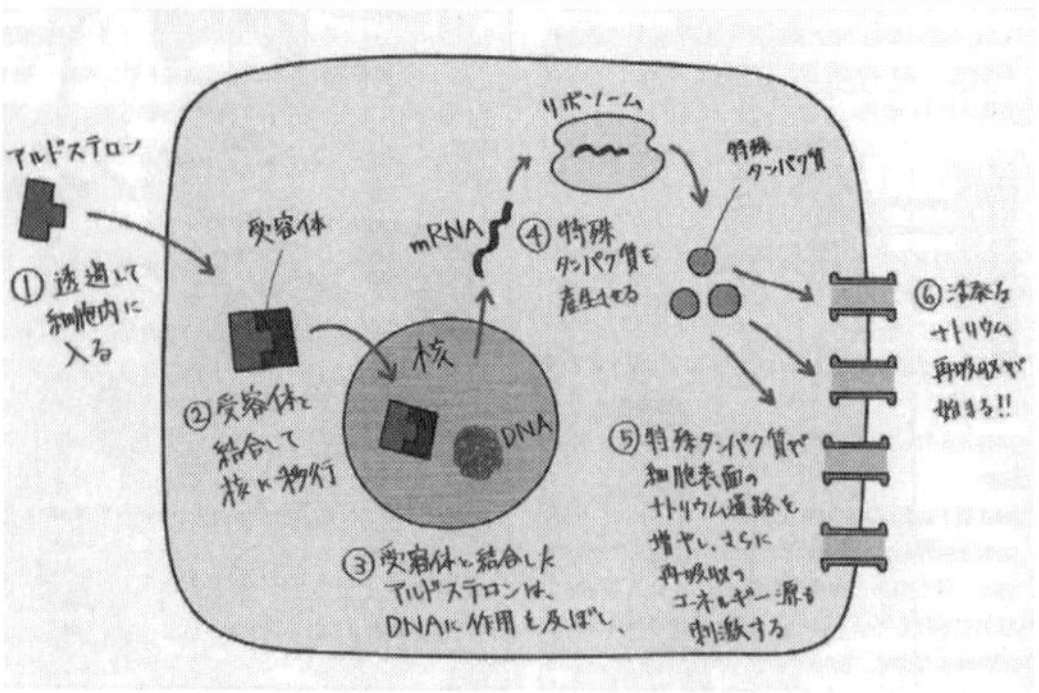

図4　アルドステロンが作用を発揮するまで

　ですから単に何らかのホルモンがあるだけでは全然ダメで、標的臓器にその受容体があり、受容体と結合した後で起こる連鎖反応に関与する物質も全部あって、初めてそのホルモンは目指す効果をあげます。しかもホルモン受容体は極めて特異性が高く、わずかな違いでも全く結合しません。だから仮に「進化の過程」とやらで何らかのホルモン、例えば心房性利尿ペプチドを獲得することがあったとしても、それだけでは何の意味もなく、極めて特異性が高いその受容体と、その後に起こる連鎖反応に関連する物質を全部獲得しない限り、その海生生物が陸上に上がることができる可能性は1ミリもありません。

しかも受容体はホルモンを造る心臓ではなくて腎臓とか血管とか、作用を現す別の臓器の細胞に出現する必要があり、その後の連鎖反応に関連する全物質も必要ですが、すべてが揃う前の段階を仮定すると、役にも立たない物質を何個も何個も産生する状態だったことになり、これは進化論のいう適者生存にさえ真っ向から反するナンセンスの極み。まして高濃度塩分の環境に棲んでいた海生生物は、塩分を盛大に排出する必要こそあれ、塩分を奪還するための面倒くさい物質やシステムの数々をあらかじめ持っていた「わけがない」のです、もしすべてが自然現象なら。

つまり心房性利尿ペプチドを獲得して陸上に上がったなんて、呆れ返るようなお伽噺です。ですがそのお伽噺を科学的事実であるかのように、いわゆる超秀才が吹聴し回っています。

なぜなのか？

今から書くことは特定人物を糾弾するためではなく、背後に潜む問題を指摘したいだけですが、この原因は「進化は科学的事実である」という妄信です。私たち日本人は小さいころから、「人間は元々サルだったのよ。進化しただけだよ。誰のお世話にもなってないよ。ほら、あの気の毒な人たち見てごらん、愛なる神なんていないんだよ」と、事あるごとに教えられてきました。疑うことを知らない純真な子どもたちは信じこみました。

「人間は進化の産物なんだ、だって賢そうな人々がみんな、そう言ってるもの」

私たちは皆、とても従順でした。明らかに、超秀才の彼も被害者の一人です。

妄信した者は考えます。「進化は事実。さすれば、この謎を説明する仮説は……」

ですがおわかりのように、この手の仮説の少なくとも大半は非現実そのものです。

人間が持つ驚くべき機能をほんのちょっとだけ科学的に分析すれば、背後に何の作為もない自然現象で、これらを獲得した可能性なんて全くないことは、どなたにもわかっていただけるのではないでしょうか。見えないけれど、聞こえないけれど、さわれないけれど、私たちがこの地球上で生きていけるように、支え合っていけるように造ってくださった方がおられる。この方の御存在に気付いて讃え、感謝したいものです。

さて、心房性利尿ペプチドと進化を結び付けて考えている研究者グループは、私が調べた限り多くないようですが、不見識のせいか聞いたこともない生物やら、全く知らない物質などで目まいがしそうな研究計画がリストアップされてきます。ただ、大多数は利尿ペプチドの分子生物学的議論だけで、受容体その他を含めたスケールの大きな制御システムを論じたものは見当たりませんでした。それだけ深遠で難しい内容なのでしょう。

ただ、ちょっと考えてください。

間違いと断定しないまでも、ひどく偏っていると思われる見解を堂々と披露しているのは、国立大学医学部や海洋生物研究所の教授や准教授です。彼らの講義を受け、試験を受け、指導を受けて卒業や学位を目指す大学生・大学院生は将来、一体どんな見解を持つ研究者になるのか？　違うと思えば、指導者の考えに正々堂々と反対できるのか？できるわけがない、これは洗脳の連鎖です。異を唱える者はパージされ、指導者の思想を受け継ぐ者だけが残ります。そして疑問の余地などないかのように「進化は科学的事実」、「心房性利尿ペプチドを獲得して、海生生物は陸に上がった」と言い続け、私たちはその呪文を聞かされ続けるのです、学校でも、博物館でも、テレビでも。

私たちは自分自身で考える必要があります。自ら情報を集め取捨選択する必要があります。コロナ・パニックが良い例で、妄信した人の一部は大変な不利益を被っています。コロナより遥かに大事な「私たちはどこから来たのか」についても、自ら情報を集めてよく考え、最も正しいと思われる選択をすべきなのではないでしょうか。

第11章 華麗すぎる連携プレー――嘸下

ある日、姪の所属する新体操部が大会に出場しました。しかし、あえなく予選落ち。さぞ悔しかろう、食事して励まそうとプチ残念会に誘いましたが、得てしてこういうものか、涙のわりにはハンバーガーもポテトもモリモリ食べていて、心配しすぎたかもしれません。


「君たち、結構うまいと思ったけど残念だったねぇ。随分練習したでしょう?」

「ほとんど毎日よ。土日練習も時々あったけど、でもまぁしょうがないわ。悔しいけど、確かにヨソのほうがうまかった、ウチら本番でボール落としちゃって……ウ・ウ・ゥ」

「そうだねぇ。あれがなかったら決勝進出できたかもなぁ」

「ううん。みんな緊張してて、小さなミスは他にもいくつかあったよ。それに新体操は一人だけうまくてもダメなの。全員がスムーズに連携できないと……ウ・ウ・ゥ」

「まぁまぁ……じゃあ練習のメインは連携なの？」

「うん、個人技もしごかれたけど、連携はめっちゃみっちりだった」

「そうなんだ。ところで今、すごくスムーズな連携してるの、自覚してる？」

「は？　どういうこと？」

「今食べてる、そのポテトだよ」


食物や水分などを飲み込む動作を嚥下《えんげ》といい、近年の誤嚥性肺炎の増加で、嚥下の重要性が広く再認識されています。とはいえ私たちは毎日、食べたり飲んだりしていますが、失敗してむせ返りでもしない限り、嚥下の恩恵どころか嚥下自体をあまり意識しません。しかし、食物と水分は食道を通って胃へ、空気は気管を通って肺へと、ほぼ100％正しく送り込まれるのは、できて当然の「分別」なのでしょうか？


「ポテトうまいよね。ところでそのポテト、やろうと思ったら気管に吸い込める？」

「エ、何ヘンなこと言ってんの？　そんなことしたら死んじゃうでしょ？」

「ハハハ。じゃぁ、自分のツバならできる？」

「えーっと……あれ、できないわ。飲み込んだら自然に食道の方に行っちゃうというか、そもそも気管への吸い込み方がわからないんだけど」

「そうだよね。じゃあさぁ、口を大きく開けたままツバ飲み込んでみて」

「ちょっと待って……あれ、力が入らなくてできないなぁ。何でだろう」

「でしょう？　じゃあ今度は口は閉じて、舌を下に押し付けたまま飲み込んでみて」

「何だかヘンなことばっかり言うなぁ……あれ、ダメだ。最後に奥が上がっちゃう。これってどうして？」


嚥下は複数の動作の連鎖で、食物がどこに存在するかで、大まかに「口腔相」、「咽頭相」、「食道相」の3段階に分けられます。このうち人間が自分でコントロールできるのは、実は食物を噛む咀嚼や口を閉じるといった、最初の口腔相の前半だけで、それ以降の一連の動作はすべて反射的に行われます。意図的に気管に吸い込むどころか、舌を底に押し付けたままでは自分の唾液さえ飲み込めないのは、そのためです。


「なるほど、だからできないんだ。反射って、膝をコツンと叩いたら膝下が上がるっていう、あれでしょ？　でもそれと新体操と、何の関係があるの？」

「大アリだよ。さっきスムーズな連携が大事だって言ってたよね」

「うん。ひとつ狂うと、全部が無茶苦茶になっちゃうの」

「だよね？　実は飲み込みの反射も、顔の下半分から食道までのすごく緻密な連携プレーで、そのうちひとつ狂うと無茶苦茶になるところが新体操とそっくりなんだ。何か食べたり飲んだりしてて、モノが気管に入ってむせ返ったことってない？」

「あるよ、食べながら笑った時とか、急に話しかけられた時とか。誰でもあるでしょ？」

「そうだね。だけど確率から言うと、まぁ滅多になくない？」

「うん。だってしょっちゅうむせてたら、苦しくて普通に生きていけないよ」

「その通り。失敗しまくりじゃ生命の危機で、我々はパーフェクトなのよ。でもさっき試したように、自分では初期段階さえ全然コントロールできないのに、常時ほぼ完璧ってておかしいと思わない？『私、失敗しませんから』って、ドクターXか？　みたいな」

「古いなぁ〜。でも確かに不思議。その嚥下反射って、何がどうなってるの？」


私たちの動作は筋肉の伸縮によって起こりますが、筋肉を伸縮させるのは神経です。神経には大まかに言って、脳から直接出て首から上を担当する脳神経と、脊髄から分かれて首から下を担当する脊髄神経との2種類あり、首から上の動作である嚥下は主に脳神経が関与します。脳神経は12対あり、それぞれの司令塔（脳神経核）は独立していて、例えば眼球につく筋肉を動かす指令と、顔面の筋肉を動かす指令は、脳の全く別の部分から出ます。


「だから表情変えずに眼だけで合図したりできるのね」

「そうそう」

「でも、それって連携じゃなくて分業でしょ？」

「鋭いなぁ〜。まぁ、もうちょっと聞いてよ」


嚥下は「口腔相」、「咽頭相」、「食道相」の3段階で構成されますが、それぞれの段階は複数の動作を含み、1回の嚥下で起こる動作は遥かに多くて複雑で、嚥下関係の筋肉は何と約50種類もあるそうです。具体的には、咀嚼に続いて（図1）

［口腔相］
①舌の前方の筋肉が持ち上がり、口腔の前方を塞ぐ。
②舌の筋肉の持ち上がりが前方から後方に移り、食物を後方へ送る。
③口腔内の複数の筋肉が収縮し、口腔と鼻腔を遮断する。

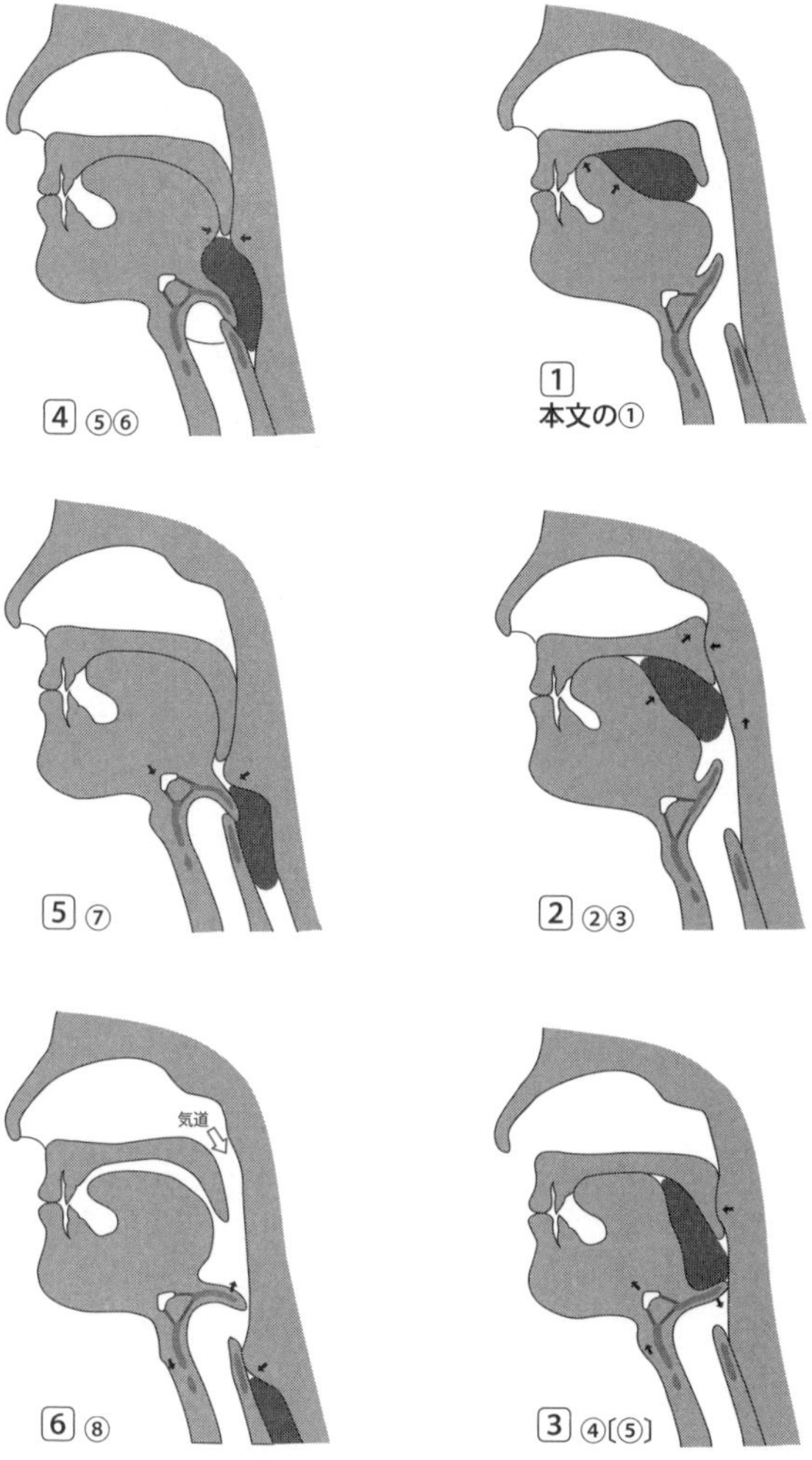

図1　嚥下のメカニズム

［咽頭相］
④咽頭の上の方の複数の筋肉が収縮し、食物を奥に押し下げる。
⑤顎に繋がる筋肉が収縮して喉頭（のどぼとけ）が持ち上がり、喉頭蓋が後方に傾く。
⑥咽頭の中ほどの筋肉が収縮し、食物にも押されて喉頭蓋が気管の入口を塞ぎ、さらにその下の声帯に分布する筋肉も収縮して声帯も閉鎖する。
⑦咽頭の下の方の筋肉が収縮し、食物は食道へ押し込まれる。
［食道相］
⑧食道入口の筋肉が収縮して入口を塞ぎ、食物は完全に食道内に収まる。
⑨食道の蠕動運動によって食物は胃の方に送られ、咽頭期までに収縮した筋肉は緩む。

「あのさぁ、ぶっちゃけ複雑すぎてつまんないんだけど。ゴメンやで」

「ハハハ、そう言うと思った。じゃあ質問ね。この中で『この順番でなくてもいい』とか『これイラン』っていうの、見つけて」

「エ？　……うーん……」


例えばもし⑤「喉頭が持ち上がる」が後回しだと、食物が来ても気管の入り口が閉じていなくて誤嚥必発です。食物が食道に押し込まれる前に⑧「食道の入口が閉鎖する」が起こると食物は行き場を失い、気管に入るか嘔吐するしかないでしょう。もし③「鼻腔が遮断される」が起きなければ、食物や飲料が頻繁に鼻に流れ込みます。

「小学生の時に、給食時間に爆笑して鼻から牛乳が出てきた同級生がいたの思い出したよ。鼻を押さえて真っ赤になって悶絶してた。でもあんなの見たのは、これまで一度だけだね。『チャラリ～、鼻から牛乳～』って冗談ソングがあったけど、実際は滅多にないと思うよ。見たことある？」

「ないない。プールや海で鼻に水が入るとめっちゃ痛いけど、そんな感じ？」

「鼻から牛乳が出ちゃった経験がないから同じかどうか知らんけど、衝撃的光景だったなぁ。ともかくこれらのステップは全部必要で、しかも『この順番でなければならない』という順番で起きてることがわかるよね」

「うーん、医学的にはそうなんだろうけど、3番から先は実感がなくてわかんない」

「確かにね。基本、自分でコントロールしてない、反射的に起きてる動作だから。そもそも『咽頭の中ほどの筋肉を収縮させろ』なんて言われてもできないでしょ。しかも、こんなに沢山ステップが0・5秒以内で完了するんだって」

「ふーん、でもそれって速い？　新体操のほうがもっと速いよ」

「ここ、感動するところなんだけどなぁ。5つ6つの動作全部まとめて0・5秒以内だよ？」

「そっか、速いわ。で、この動作が連続して起こる筋肉の連携だ、ってことね？」

「ピンポーン、と言いたいけど惜しい、ニアピン賞。筋肉どうしの連携じゃないのよ」

「わかった。筋肉を動かす脳神経だ」


前述のように脳神経は12対あります。膝への刺激で反射が起きるように、嚥下反射を起動するのは舌への刺激で、舌の前方は顔面神経（7番）、後方は舌咽神経（9番）が感知しますが、刺激に反応して起こる動きは、舌の筋肉は舌下神経（12番）支配、咽頭収縮筋は9番と迷走神経（10番）支配、喉頭を挙上する筋肉は再び12番、喉頭内の筋肉は10番、食道入口部の筋肉も10番、と何種類もの脳神経が順不同に、しかも同じ神経が時間差をつけて反復作動します。ちなみに咀嚼は三叉神経（5番）支配で、これまた別です。前述のように各脳神経に指令を出す脳神経核はそれぞれ別々ですから、脳神経核どうしが、こんなプロ・サッカーかゲーム・マシンばりに非常に複雑に連携して、適切な順序でスピーディーに指令を出してくれるおかげで、食物は口から食道へとスムーズに移送される、というわけなのです。しかも、恐ろしく洗練された連携が起きていることはわかっていますが、この連携がどんなふうにシグナルを送りあって成立しているのか、十分に解明されていません。ただはっきりしているのは、連携が完成する途上の状態では、その生物は悲惨な誤嚥の嵐に見舞われて繁殖どころか生存も困難だ、ということです。

「多くの専門家が『嚥下反射はパターン化された、書き換え難いプログラムだ』と考えてる。実際『最初はこの順番じゃなかったけど、ヤバいから入れ替えました～』なんて、入れ替え前に片っ端から誤嚥しちゃって論外だけど、『信じられない偶然で、最初からこういう順番で連携するようになってたんですぅ～』というのも有りえないよね？」

「でも進化論って、そういうハナシでしょ？」

「そうだよ、だから間違ってるんだ。あそこに『阪神タイガース、優勝おめでとう』ってテロップが流れてるよね。あれって、そう読めるように電球を配置して、配線して、電気が順番に流れるように『誰かがやった』、という以外の説明、ある？」

「いや、他に有りえないでしょ」

「当然だよね。この嚥下反射も全く同じで『誰かがやった』んだわ、それも想像を絶する知性を持つ『誰か』が。というのは、仮に順番が違っても、あのテロップなら意味不明のメッセージになるだけだけど、もし嚥下反射のプログラムで間違えたら、その生物、全滅なのよ。おまけに、この複雑さと素早さを思えば『無限の可能性の中で、偶然、全てが備わった者が生き残った』とか、実物を知らない妄言としか言いようがないんだわ」

「素晴らしい造り主がいるってことね、超・納得〜。予選敗退の慰めにはならないけど、すごく良かったわ。あと、チーズバーガーセット、ごちそうさま〜」

嚥下障害の原因はいろいろあり、外傷を除くと脳卒中、パーキンソン病、認知症など加齢と関係が深い疾患が多いですが、時には遺伝性疾患や胸部大動脈瘤の圧迫による神経麻痺などもあります。そして原因が何であれ、発症した嚥下障害が治癒することはかなり稀です。私の勤務先には多数のリハビリ技士さんが在籍し、嚥下や言語機能が専門の方もおられますが、彼らのようなエキスパートをもってしても、治癒ではなく残存機能の温存や食事形態の工夫が主眼となることがはるかに多いです。食べられること、飲めることなんて当たり前だと気にも留めていなかった人にとって、なぜ食べさせてもらえないのか、なぜこんなドロドロの食事しか出てこないのか、なかなか理解も受容もできないのですが、ズバリ言えば、当たり前でも何でもなかったのです。私たちは日々、器械体操で言えば「E難度の離れ技」を連発していながら、それをすごいことだとは知らず、もちろん、ちっとも感謝しないで生活しています。失って初めて、与えられていた能力の偉大さに気付くのです。

生命は、誰も介入しない自然現象の結果として存在しているのか、何者かがそれを導いたかのいずれかです。水分や栄養を口から摂れなければ1日生き延びることさえ難しいですが、食物が頻繁に気道に入ってしまっては生存困難ですから、時代をどこまでさかのぼっても嚥下は生存にとって必須の能力であり、生物には最初からほぼ完成形の嚥下反射が備わっていたはずです。事実、胎児期の私たちは、呼吸するより前に羊水を嚥下し始めていることが知られています。そして絶妙な連携のオンパレードで初めて実現する嚥下反射は、偶然や段階的向上ではなく、想像を絶する偉大な創造主を明瞭に指し示しています。

美味しいものを「美味しいね」と、喜びながら食べたり飲んだりできるように私たちを造ってくださった、この愛なる神に、心からの感謝と賛美を捧げます。

良い行いをするために造られた

子どもに恵まれなかったその80代後半の女性には、事実上、身寄りがありませんでした。夫に先立たれると、親族らしい親族は従妹さんお一人。不幸なことに、そんな彼女に認知症がはじまります。似たような年代の従妹さんは対応しきれなくなり、数年前から彼女は老健施設の住人となり、成年後見人が付きました。ところが穏やかな日々は長くは続きませんでした。彼女は脳出血を起こして昏睡状態で大病院に搬送され、積極的治療の対象外と判断されて、発病後2週間ほどで私の勤務する病院に転院してきたのです。

脳の状態に加えて年齢、ここまでの経緯などから、手術をはじめとする積極的治療対象にならないことはもっともでしたが、大病院の脳外科医の紹介状には「知的機能は廃絶。回復の見込みなし」と書かれてあり、飲まず食わずにして1日500ミリリットル、100キロカロリーの点滴のみ、という恐ろしく少ない栄養補給（成人は最低でも1、000キロカロリーは必要）での転院でした。遅れて現れた美形の後見人は、微笑むこともなく、マスクを外すこともなく、これまた恐ろしく事務的に書類手続きをして、早々に帰ってゆかれました。

「この人のことを本気で心配してくれる人が、この地球上に一人もいないなんて……」

何たる殺伐、何たる荒涼。溶けるような猛暑日に、私の血は凍りました。

当初は紹介状を真に受けて諦めかけた私でしたが、ほどなくリハビリ技士さんが「先生、あの方、コンタクト取れますよ！」と知らせてくれました。

急いでベッドサイドに行って手を握って話しかけると、高度な内容ではないし数秒遅れですが、「おはよう」、「痛いところない」、「眠れた」と、返事が返ってくるではありませんか！　つまり、ちっとも「見込みなし」ではありません。私はナースステーションに舞い戻り、看護師さんたちにお願いしました。

「誰一人、あの方のために一生懸命になってくれないなら、私たちがその一人になろう！」

そして素晴らしいことに、何人ものナースが「なりましょう！」と即答してくれました。

この方は数日後、鼻のチューブから流動食の注入を開始し、1か月後には嚥下専門のリハビリ技士さんの献身的なサポートもあって、介助すれば病院食を口から全量食べられるようになり、車椅子にしばらく座っていられるようにもなりました。排泄をはじめ医療は綺麗ごとばかりではありませんが、スタッフは毎日、心を込めてケアーしてあげてくれました。そして2か月後、車椅子上の彼女は心なしか軽く微笑み、麻痺が残っているはずの左手を振りながら退院してゆきました。当初はあんなに冷淡に見えた後見人さんも、満面の笑顔で「こんなに元気にしてくださってありがとうございます」と挨拶してゆかれました。

思わずこみあげてくるものがありました。

「良かった、本当に良かった……皆さん、一生懸命やってあげてくれてありがとう……」

もちろん、経過の良い方ばかりではないし、将来的にもこの方が何かしら社会に貢献することは難しく、経済面ではむしろお荷物かもしれません。でも聖書は、だから切り捨てろ、ではなく、神は苦難の中にある人への心をこめた援助を私たちに期待している、と語ります。

「まことに、あなたがたに言います。あなたがたが、これらのわたしの兄弟たち、それ

も最も小さい者たちの一人にしたことは、わたしにしたのです」（マタイの福音書 25章40節）

また、「この方の最初の隣人《となりびと》になります」と言ってくれた看護師さんのほとんどは未信者さんです。後見人さんにしても、あまりに否定的な見通しを聞いて、自分の仕事の意義を見出せなかったのかもしれません。つまり私たちは、クリスチャンだからとか、聖書が命令するから優しい心を持つ、献身的に奉仕する、というのではなく、本来、そのように造られているのです。

「実に、私たちは神の作品であって、良い行いをするためにキリスト・イエスにあって造られたのです。神は、私たちが良い行いに歩むように、その良い行いをあらかじめ備えてくださいました」（エペソ人への手紙 2章10節）

私たちは、この世の最も弱い立場の方々の隣人になることができます。信ずるに足る書物である聖書が、それが神の御心だと励ましていますから、ますますそうしたいと思います。これをお読みのあなたも、そうするよう招かれているのかもしれません。

第12章 恐れからの解放——肺

コロナ・パニック

「先輩、お久しぶりです！　お元気ですか、というか、大丈夫ですか？　今、コロナで日本中の病院が崩壊寸前なんでしょ？」

「おぉ、久しぶり！　全然元気だよ。医療崩壊ってどこのこと？　って感じだけどね」

「マジっすか？　でもテレビじゃエクモ、でしたっけ？　機械で辛うじて生かされてる絶望的な患者さんがゴロゴロいて、スタッフも宇宙服みたいな完全防備で昼夜分かたず働いてて、なんて一日中やってますよ。違うんですか？」

「いや、そういう患者さんや頑張っている医療従事者がいることは事実だけど、ごく一部だよ。たとえばウチは千床もある大きな病院だけど、これまでエクモ装着した患者なんて一人もいないし、入院しても人工呼吸器も要らない人がほとんどだね」

「えー、そうなんですか？　連日連夜『大パニックです！　崩壊秒読みです！』って」

「それ、マスコミお得意の『限りなく嘘に近い事実』よ。例えば地震で99軒の家は大丈夫でも1軒倒壊すると、99軒は置いといて倒れた1軒だけ何度も映して、ほとんどの家が倒壊したかのような印象を与えようとするでしょ？」

「何だか聖書の1匹の迷える子羊のハナシみたいですねー」

「ハハハ、数字だけ見たらね。何せ、全くの嘘でもないから始末が悪い。多くはないけど、コロナで壮絶な肺になった人も現実にいるしねぇ」

「そうそう、あれヤバいですよね。何で肺炎なんかになっちゃうんですか？」

「いや、それを言うなら、『何で私たちはあまり肺炎にならないのか？』だよ」


空気中の浮遊細菌は、1立方メートルあたり数千から数万個といわれています。成人の安静時1回呼吸量は500ミリリットル程度で、4秒に1回、毎分15回呼吸すると毎分7・5リットル、一日で10立方メートル。つまり何万、何十万の細菌が入ってきます。しかも、一日中安静呼吸なんて有りえなくて、咳もすればくしゃみもあくびも深呼吸もするし、運動や歌は言うに及ばず、家事や散歩でももっと呼吸しますから、実際にはおそらく何億もの菌です。

「全部が病原菌じゃあるまいに」とお考えの方もいるでしょうが、それは免疫力のスゴさを知らないだけです。鼻・皮膚・腸管などに常在する菌でも重篤な肺炎の原因になります。


「うぇ〜、とんでもない数のバイ菌だ。そう言えば部活でハードに走った時なんて、特に空気がキレイでもない場所でゼーゼーハーハー息してたなぁ」

「だろ？　でも俺たち、肺炎になってないじゃん」

「ホントだ。何でならないんですか？」

「そりゃ、お前がグレートだからだろ」

「ちょっと！　はぐらかさないでちゃんと教えてくださいよ」


私たちのガス交換（酸素を取り込み、二酸化炭素を放出する）の場は気道の玄関口ではなく、いわば奥の間にあります。口や鼻から吸い込まれた空気はのど（喉頭）を通って気管に入りますが、そこで酸素を取り込むのではなく、合計20回以上、何度も枝分かれをした先の「肺胞」でガス交換が行われるのです。入口にあたる気管は直径2・5センチほどですが、何度も分岐を繰り返した下気道の終末細気管支（「肺炎」はそういう下気道レベルの炎症）の直径は0・3〜0・5ミリとシャープペンシルの芯より細くなり、5ミクロン以下（1ミクロンは1ミリの千分の1）の粒子しか、一番奥の肺胞まで到達できません（図1）。

「最後まで辿り着けないって、何だかサスケか風雲タケシ城みたいだなぁ。でも細菌やウィルスはもっと小さくて辿り着けるんでしょ？　そういう肺炎があるってことは」

「ハハハ、『よくぞここまで辿り着いた、わが精鋭たちよ』ってか？　でも確かにほとんどが途中リタイアだろうね。標準的な細菌が1ミクロン、ウィルスはその10分の1で、どっちも5ミクロン以下だけど、『吸ったら入りました～、吐いたら出ていきました～』では肺炎にならなくて、組織に定着して増殖しなきゃいけない。だから1個じゃなくて、ある程度まとまった数の塊で下気道に侵入する必要があるけど、塊は大抵はうんと手前で引っかかるだろうなぁ」

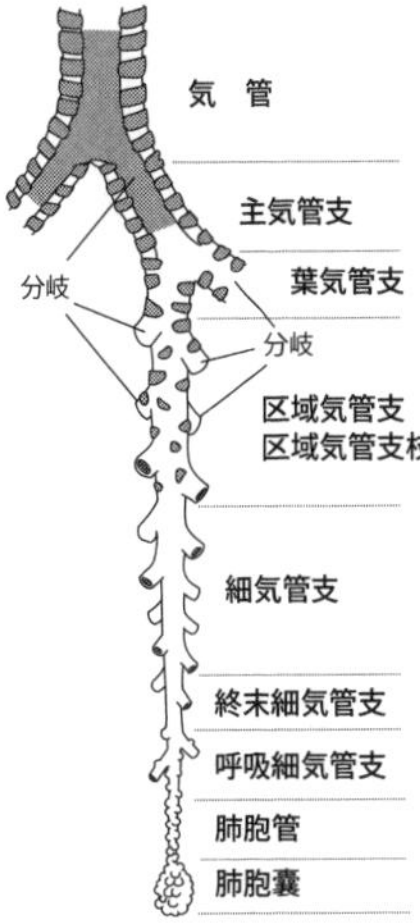

図1　気管と気管支

「なるほどねー。でもコロナとか最強のヤツだったら、手前でトラップしても、やっぱりこっちがやられちゃうんじゃないですか？」

「まぁ絶対はないとしても、簡単にはやられないシステムが備わってるんだ」

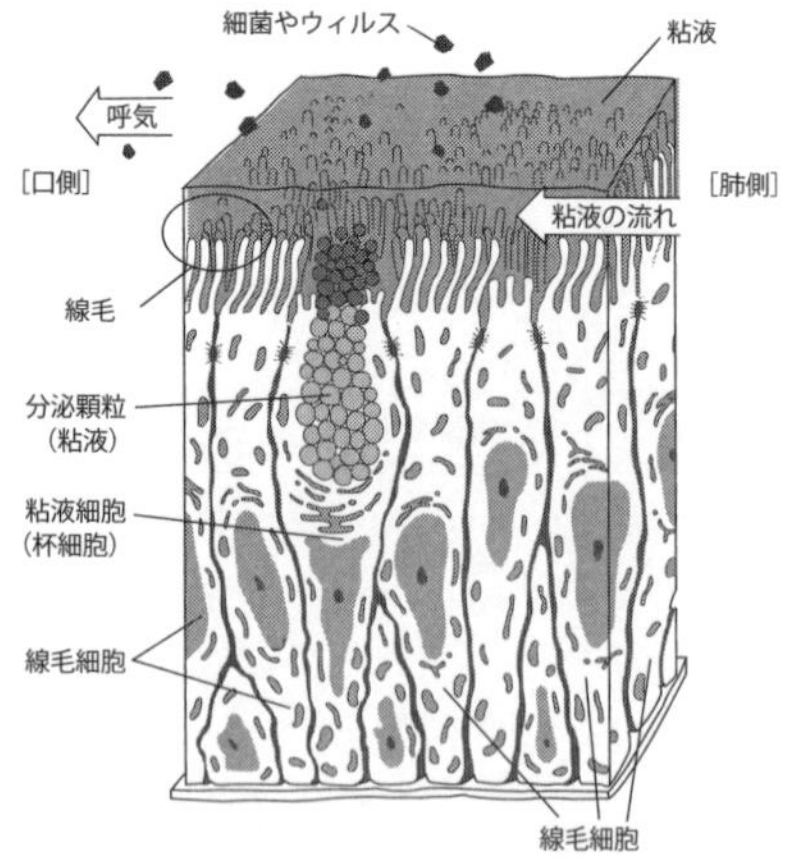

図2　線毛細胞と粘液細胞

私たちの気道には粘液を分泌する細胞と、線毛という5～7ミクロンの突起を200～300本も持つ線毛細胞が豊富に存在します。気道に入った粒子の多くは呼気とともに出てゆきますが、一部は気道壁の粘液に付着します。この粘液には免疫細胞・防御抗体・殺菌酵素が入っていて、多くの細菌やウィルスは抑制されるか死滅します。そして線毛細胞の線毛は、何と毎分千回も、しかもランダムな方向ではなく、協調して粘液を手前側に押し戻す方向に動いてくれる結果、壁に付着した微生物は粘液に乗って毎分0・5～1センチの速度で押し戻され、痰として吐き出されるか胃に飲み込まれて肺炎を防いでいます（図2）。

爆笑CMの深い真理

「昔、お坊さん風の人が『痰は汚いが偉い』って叫ぶ風邪薬のコマーシャルあったの、覚えてない？　当時は爆笑したけど、あれ、マジなんだ。まぁ、痰そのものじゃなくて、このシステムを構築した方が偉いんだけどさ」

「覚えてますよ。でもそんな偉いかなぁ？　毎分1センチじゃカタツムリにも負けますよ」

「それが偉いんだわ。例えばもし粘液細胞しかないと、さっき言ってた最強のヤツが入ってきたら『さぁさぁ、どうぞこちらで増えて暴れてください』って、むしろチャンスを与えちゃうけど、線毛細胞もあって粘液を押し戻すおかげで敵が踏みとどまれないわけよ。逆に線毛細胞だけあっても、絡めとって運び出す粘液がないと撃退できない。つまり粘液細胞と線毛細胞が両方あってはじめて防御が成立するんだけど、この細胞たち、いつからあると思う？　もし段階的に出現したのなら、両方揃うまでノーガードになってアウトだから、どっちも最初からあったとしか考えられないでしょ」

「なるほど、『ヤバくね？』とか言いながら呼吸してるうちに全員、肺炎だなぁ。でも両方の細胞が勝手に生えてきたわけなくて、これを考えて配置した人が偉いってわけか」

「そうよ。それと毎分1センチは遅いってディスられてるけど、気管は10センチぐらいだから10分ほどでお届けよ。これ、ウーバーもビックリだし、咳払いでもすれば瞬間移動だもん。そりゃあ、さすがの細菌もそうは定着できないだろう」

「そうか、10分で任務完了なら毎分1センチでも十分速いかぁ」

「そういうこと。例えば排除に1日もかけてたらバタバタやられるよ。この毎分1センチは線毛運動のおかげだけど、毎分千回の振動って、リアルに考えたら驚愕の高速でしょ？　この高速振動、いつからだと思う？　モタモタ動いてたのが徐々に速くなったんだったら、速くなる前にやられちゃうから、最初から高速だったはずだ。でも一番ビックリなのは、200〜300本の線毛が協調して粘液を押し戻す方向に動くことだと思うなぁ。指示もしないのに何百人が同じ方向に動く可能性ってある？」

「いや、そんなこと絶対に起こりませんね」

「だろ？　しかも1本の線毛の中には何種類も構造物があって、それらが適切に配置されて連動するから振動が起きるそうで、線毛1本すら偶然には動かないのに、数百本が協調するなんて凄すぎだよ。でもバラバラの動きじゃぁ排除の流れができないし、段階的に協調するなんて話じゃ、その前に外敵にやられちゃう。実は線毛の先天的異常という病気があって、全く動かない、から、動きが揃わない、まで重症度はいろいろだけど、遺伝子変異は知られているだけで40箇所以上。逆に言えば正常な40個以上の遺伝子があってはじめて線毛は正しく機能するわけ。だから『数万年かけて進化した』のなら、全遺伝子が完成するまでずっと線毛はちゃんと動かなかったことになるけど、実は線毛の機能は気道だけじゃなくて、他の多くの臓器の機能や心臓の発生にまで関与していて、線毛の機能喪失は生死に直結する。だから段階的に獲得したとか、偶然40の正しい遺伝子を持つ生物がいたとかデタラメ過ぎで、あるわけないじゃん。だからどんなに凄くても、すべて最初からだったとしか考えられないよね。人の思うところを遥かに超えてるんだわ」

昨今、コロナ騒動に加えて、肺炎（主に誤嚥性肺炎）が増えて日本人の死因の上位になり、肺は感染に負けっぱなしの脆弱な臓器のように思われがちです。肺は常に外敵に接する最前線にあって、確かに連戦連勝とはいきませんが、門前払いのように勝ったケースは戦ったことすら知られず、敗れたケースだけが「肺炎」と認識され、誤解されているのです。世界チャンピオンだって敗れることはありますが、だから彼らは弱いとは誰も思わないでしょう。その通り、彼らはとてつもなく強い。私たちの肺も、思わず感服させられるさまざまな方法で、文字通り「人知れず」私たちを護ってくれているのです。

ところで、ほぼすべての生命活動に酸素が必要で、酸素を使うと二酸化炭素が発生します。肺の最重要な働きはこのガス交換で、酸素欠乏も二酸化炭素蓄積も生命の危機ですから、ガス交換の効率は極めて重要です。前述したようにガス交換は気道の奥の奥、肺胞で行われますが、普通に考えると、息を吸ったすぐそこがガス交換の場である方が効率が良く、奥まった肺胞で酸素を取り込むなんて無駄だらけに思えます。

傑作か、駄作か

「なるほど。すべて計算され尽くされているように見えるし、徐々に完成したとは考えられないですね。だけど、気道がこんなに分岐するのは防御にはよいかもしれないけれど、酸素吸収の場が遠すぎてロスが大きいですよね。防御を優先した代償ですか?」

「入った直後でガス交換すればよいのに、と思うんでしょ? 違うんだなぁ、これが」

「え、何で? 手前の空気は、入っても出てゆくだけで無駄すぎません?」

「わかるよ、その発想。でも入った直後で吸収する構造だと肺は1つの大きな袋で、組織と接触する空気としかガス交換できないんだから、それこそ入った大半の空気が『入りました〜、出ました〜』になっちゃうんだよ。壁付近しか機能しないもん」

「ゲ、本当だ〜」

「よっしゃ、ちょっと算数タイムな。肺胞の実物は球でも立方体でもないけど、考えやすいように立方体で考えると、箱の一辺を半分にすると、同じ体積なら箱は2×2×2で8個になるだろ。その8個に分割された箱の表面積の総和は、間仕切りの面積が増え

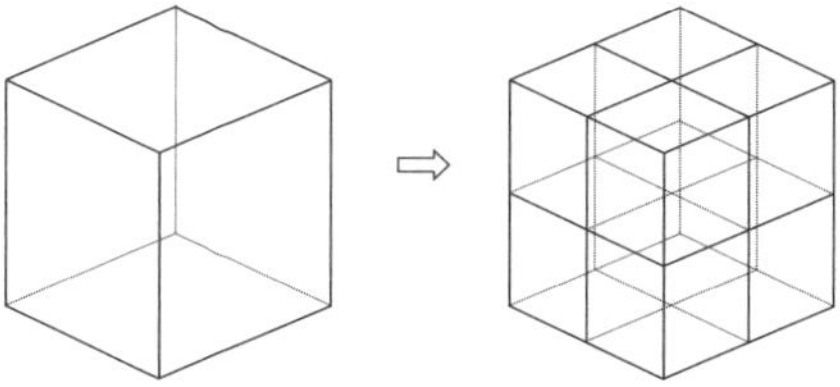

A：各辺を半分に分割すると８つの直方体になり、表面積は２倍になる。

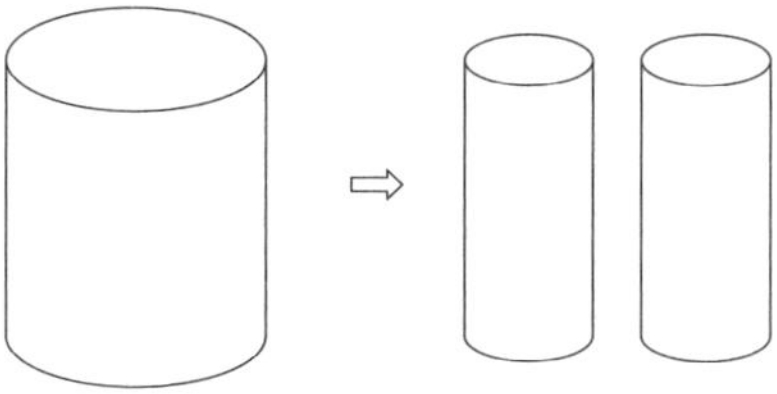

B：径が半分の２本に分かれると、底面積が４分の１になるので、
同じ長さなら、２本合わせても体積は半分に減る。

図３　細分化で換気面積は増え（A）、通路の体積は減る（B）

るから分割前の2倍になるんだ（図3A）。つまり肺胞だとすると、空気との接触面積が倍増する。辺をさらに半分にすると面積はまた2倍。さらに半分にするとまた2倍と、倍々ゲームでガス交換面積は増えてゆくんだわ」

「すげぇ〜。でも何度も分岐すると肺胞までの距離が遠くなるから、空気がちゃんと届かなくなりません？」

「そんな感じするだろうね。だけど管って分岐すると細くなるでしょ？　円柱で考えると、太さが半分になると断面積が4分の1になるから、分岐後の管の体積は4分の1。それが2本あるから、通路の体積は直前の通路の半分だけ増える（図3B）。その管が2分岐すると、さらにその半分の体積が増えるだけで、何回分岐しようが管の体積を全部足しても根元部分の体積の2倍がせいぜい。多少は届きにくくなるけど、意外なほどロスは少ないよ」
「偉い……偉すぎる……」

成人は肺胞を5億個持っているといわれており、1個1個のサイズは0・25ミリと、老眼にはキビシイ小ささですが、ガス交換面積の総和は何と100〜140平方メートル。体の表面積の70倍です！　自分の体の中にそんな広大なスペースがあって、そこで呼吸しているなんてイメージがわきにくいでしょうが、これは事実です。

一方、成人の安静時の1回換気量は500ミリリットル程度ですが、吸ったけれどガス交換に関与しない無効な換気が150ミリリットルと約3割（呼吸状態により変動）あります。もし気道がもっと細ければ3割以下になるでしょうが、通路が細くなれば空気の流れも悪くなり、運動時にはあっという間に呼吸困難になってしまうわけで、無駄な3割は必要経費のようなもの。経費3割が多いか少ないか、経理部門の意見も聞いてみたいところですが、例えば企業の損益計算書の多くは、逆に7割かそれ以上が必要経費。3割なんて私は見たことがありません。

「100平方メートルって俺のマンションの倍以上ですよ！　マジっすか？　走ったり踊っ

たりできるのは、そんな広いスペースから酸素を吸収してるおかげですね、知らなかったー。全力で走れば、それでも息があがりますけど」

「最近、複利の力で資金を増やす、なんてよく聞くけど、肺の換気面積の増え方は倍々ゲームの力。ところでこの倍々ゲーム、いつ始まったと思う？」

「えー、そんなの考えつかないなぁ」

「簡単だよ。うんと未熟な段階があったと仮定すると、それじゃ全力で戦ったり逃げたりできず、他の動物に食われちゃうか、食われなくても自分の獲物を捕らえられない。『こりゃダメだ、もっと増やさなきゃ』なんて言ってるうちに全滅するから、そんな仮説は全くの無理ゲー。これ、人間以外の動物だって同じで、敵から逃げたり戦ったり、餌を獲得して生き残れたのは、最初から十分な換気面積を持ってたお蔭だよね。段階的に向上したなんて、おとぎ話もいいところなんだ」

「最初から遺伝子にそのようにコードされていた、ってことですね」

「その通り。だから、海中で生活していた古代生物が肺を獲得して陸上にあがった、なんて話がいかに馬鹿げているか、速攻でわかると思うね」


空気が肺胞に届きさえすればガス交換ができるわけではありません。肺胞の膜が非常に薄く、スムーズにガスが通れることが第一の絶対条件ですが、酸素を吸収して全身に運び、体から二酸化炭素を運んできて排出できるよう、肺胞の周囲に血管が張り巡らされている必要があります。血管がないとガスの移行先がなく、空気が届いても出てゆくだけです。もちろん、肺胞は気体で膨らんだ状態である必要があり、液体で満たされていると空気が入れません。これらの条件すべてが、私たちの肺では実現しています。

「ガスが通過する、肺胞の壁+毛細血管の壁の厚みは0・5ミクロンといわれている。1ミリの千分の一の、そのまた半分だから想像を絶する薄さだけど、ガスがスムーズに通過できなきゃ致命的だから、徐々に薄くなったわけがない。もっとすごいのが肺胞を覆う毛細血管で、すべての肺胞に分布しているんだけど、川にかかる橋のように部分的に存在するんじゃなくて、まさにネットか何かで肺胞を丹念に包み込む感じなんだ。これまた段階的にこうなりました、なんて話じゃ、その前の状態の生物は全滅だ。実は肺の本丸である肺胞は、気道がさかんに分岐した後の妊娠後期にようやく形成されるし、肺の実物のすべては、ハナから大気とのガス交換を前提にした構造としか言いようがなくて、大気と接しない海中生物が肺を獲得して陸上にあがったとか、繰り返すけどナンセンスの極みなんだわ」

「でもその話、科学番組や図鑑なんかで、よく見かける気がします」

「そうそう。でも、こうして実物を検討すると、彼らが何を言おうが机上の空論だろ？」

「確かに〜。よく知らずに、肺のことを単純な空気の袋か何かと勘違いしてるんですね」

「多分な。知ってて言ってたら、もはや詐欺の類だよ」

恐れからの解放

彼と別れ、交差点で周囲を見回すと、晴れた暑い日なのにマスク、マスク、マスク……二重にガードしてなお不安そうな人もいます。

「肺という素敵なギフトを喜ぶこともなく、見えない肺炎の影にただ怯えてる……」

そんなふうに思ってタメ息をついたら、もう一つ素晴らしい事実を思い出しました。

私たちは空気を吐いたら、当然、また吸えると思っていますが、肺胞レベルではコトはそう単純ではありません。袋が2つあって、片方は空気がそれほど出ていかなくてサイズがまずまず保たれており、他方は空気が多く出ていってかなりしぼんだ、という状況が次頁の図4です。しぼんだ袋は他方より壁が厚くなるので抵抗が高くなり、内圧が上がって空気が逃げるうえ、次に吸った空気は、サイズが保たれて抵抗が低い袋に流れ込みやすく、しぼんだ

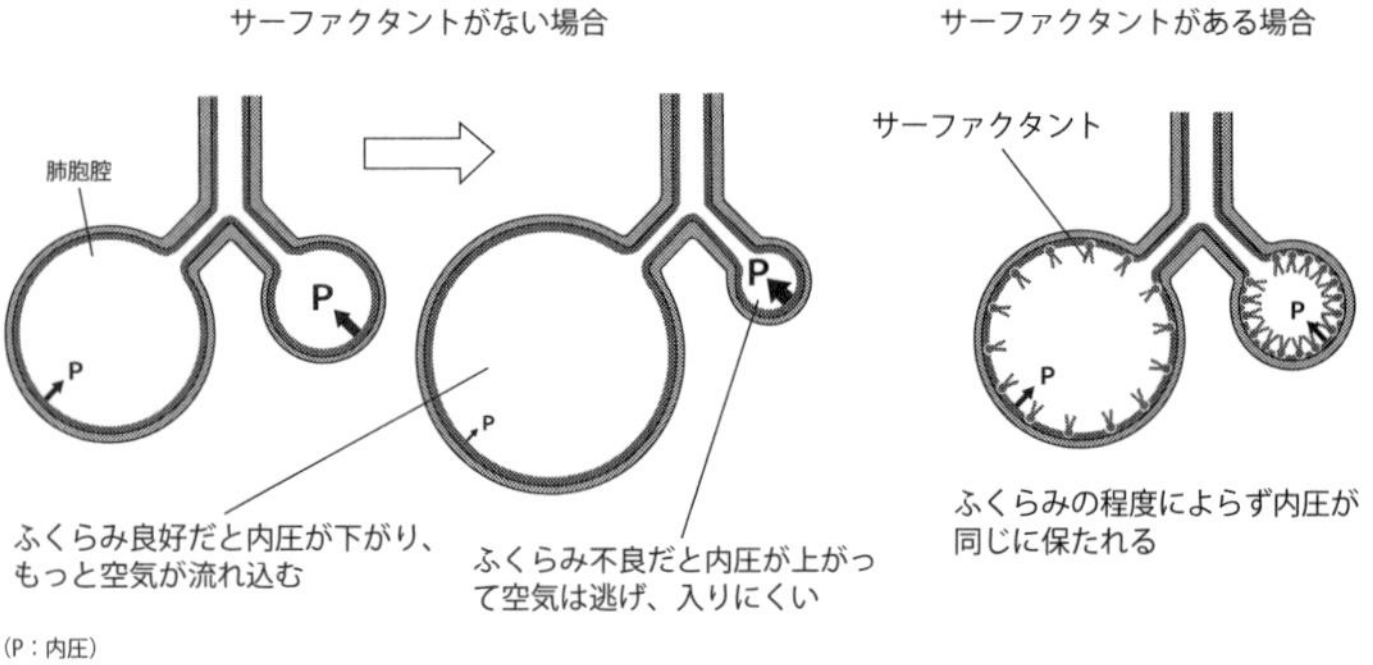
サーファクタントがない場合
サーファクタントがある場合
サーファクタント
肺胞腔
P
P
P
P
P
P
ふくらみ良好だと内圧が下がり、
もっと空気が流れ込む
ふくらみ不良だと内圧が上がって空気は逃げ、入りにくい
ふくらみの程度によらず内圧が
同じに保たれる
（P：内圧）

図4　サーファクタントの働き

袋には十分入ってきません。これが続くと片方の袋ばかり空気が出入りし、しぼんだ袋は機能が失われます。これが肺胞で起きると大変マズイのは明白ですが、何と肺胞がしぼむのを抑えるサーファクタントという名の脂質が備わっていて、次の吸気での空気の流入を均等化してくれるのです。このサーファクタントを産生するのは、ガス交換には関与しないかわり、サーファクタント産生に特化した「Ⅱ型肺胞上皮細胞」という細胞。妊娠24週ごろから胎児の肺に出現して産生を始めます。ですから著しい早産の赤ちゃんの肺はサーファクタントが足りず、換気不均衡が起こって「新生児呼吸促拍症候群」という重篤な呼吸不全に陥るのですが、そういう新生児にサーファクタントを投与すると劇的に改善します。つまり、私たちが安定して呼吸を続けられるのはⅡ型肺胞上皮細胞があるおかげ、そしてⅡ型肺胞上皮細胞がサーファクタントを造る能力を持っているおかげです。

さて、それはいつからでしょうか？　言うまでもなく、最初からです。Ⅱ型肺胞上皮細胞がない時代、あるいは正しくサーファクタントが造れない段階では、その生物は繁殖はおろか安定生存できません。それ以外の、例えば心臓との連結など、今回は触れなかったことも含む肺のすべての構造や機能がどんなに完璧でも、です。

生命は、誰も介入しない自然現象の結果として存在しているのか、何者かがそれを導いたかのいずれかです。私たちの肺は単なる空気袋でもなければ、外敵にやられてばっかりの弱々しい臓器でもありません。多くの敵を跳ね返しながら、体の内側に外側の何十倍もの広大なスペースを形成して有効に酸素を吸収し、私たちが元気に生きてゆけるよう支えてくれる肺。そのさまざまな機能を段階的に獲得したとすると、全部が揃うまで生存が困難ですし、偶然、最初から全部が揃っていたなんて非現実の極みで、自然現象ではありえません。そのようにデザインされ造られた、それを実現できる方がおられる、私たちはその方の最高傑作なのだ、ということです。ならば恐れるべきはコロナなどではなく、このお方です。子どもたちの安らかな寝息が親の心を平安で満たしてくれるように、私たちの穏やかな呼吸は創造主の愛の息遣いに応答しているかのようです。

マイナスをプラスに変えてくださる方

私は膝関節に問題を抱えています。膝関節が生物の移動、ひいては生存に決定的に重要なことは、激痛を繰り返す、あるいは固定された膝を想像していただければ明白でしょう。膝には立派なものだけで4本も靭帯が備わり（図1）、さまざまな方向の外力で脱臼しないようになっていますが、私は大学生時代にスポーツで左膝の靭帯が切れてしまい、前を向いて歩くと膝が頻繁に亜脱臼して激痛を生じるため、後ろ向きにゆっくりとしか歩けなかった経験をしています。このことは、膝関節はできたと同時に靭帯が何本も揃っていないとかえって生存の邪魔になる、そしてそれは膝以外の関節についても全く同じなので、段階的な向上、つまり進化なんて極端に疑わしいことを明瞭に示していたのですが、当時は自分の経験の意義に気付きもしませんでした。

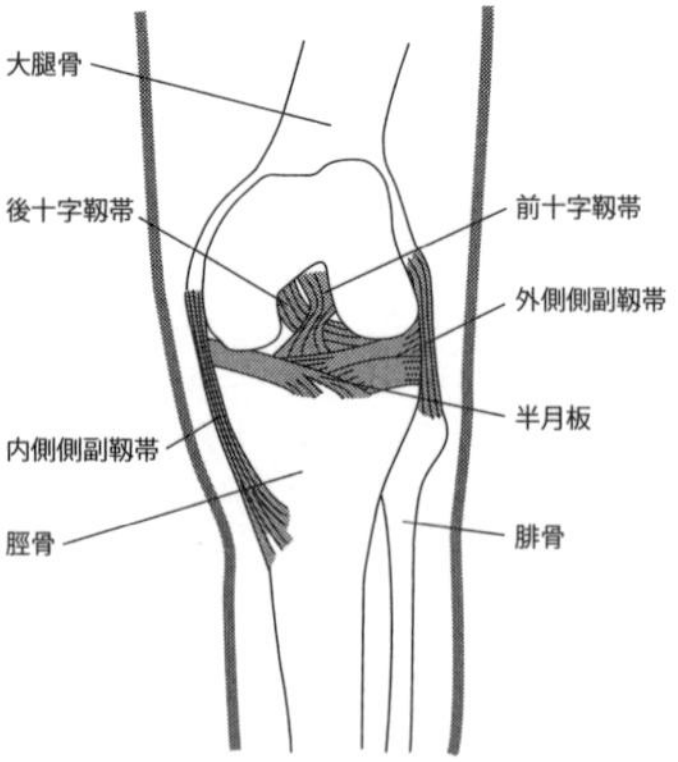

図1　膝関節の主要な靭帯

『つらいとき　不安なとき　立ち上がる力』に

詳しく書いたのですが、私はその怪我で、自己嫌悪に陥るほど痛がってしまった手術と、術後1年の松葉杖生活を味わい、術後の通院で、患者への思いやりに溢れた執刀医の診察に接して自らの罪を痛烈に示され、それが契機となってキリスト教信仰に導かれました。ですから私はマイナスだったはずの膝の怪我にも、大先輩である執刀医にも心から感謝していましたが、後年、彼はどんどん栄転され、感謝をお伝えする機会はありませんでした。

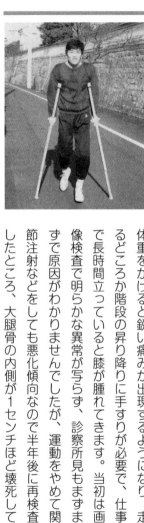

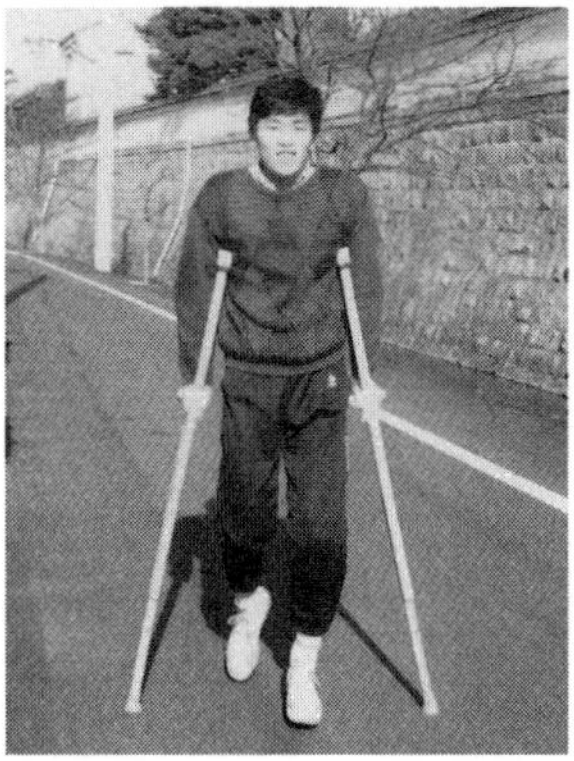

手術していただいた左膝は、激しいスポーツも楽しめるほど調子良かったのですが、安心して運動し過ぎたのか、30年して急に雲行きが怪しくなってきました。少し曲げて体重をかけると鋭い痛みが出現するようになり、走るどころか階段の昇り降りに手すりが必要で、仕事で長時間立っていると膝が腫れてきます。当初は画像検査で明らかな異常が写らず、診察所見もまずまずで原因がわかりませんでしたが、運動をやめて関節注射などをしても悪化傾向なので半年後に再検査したところ、大腿骨の内側が1センチほど壊死して

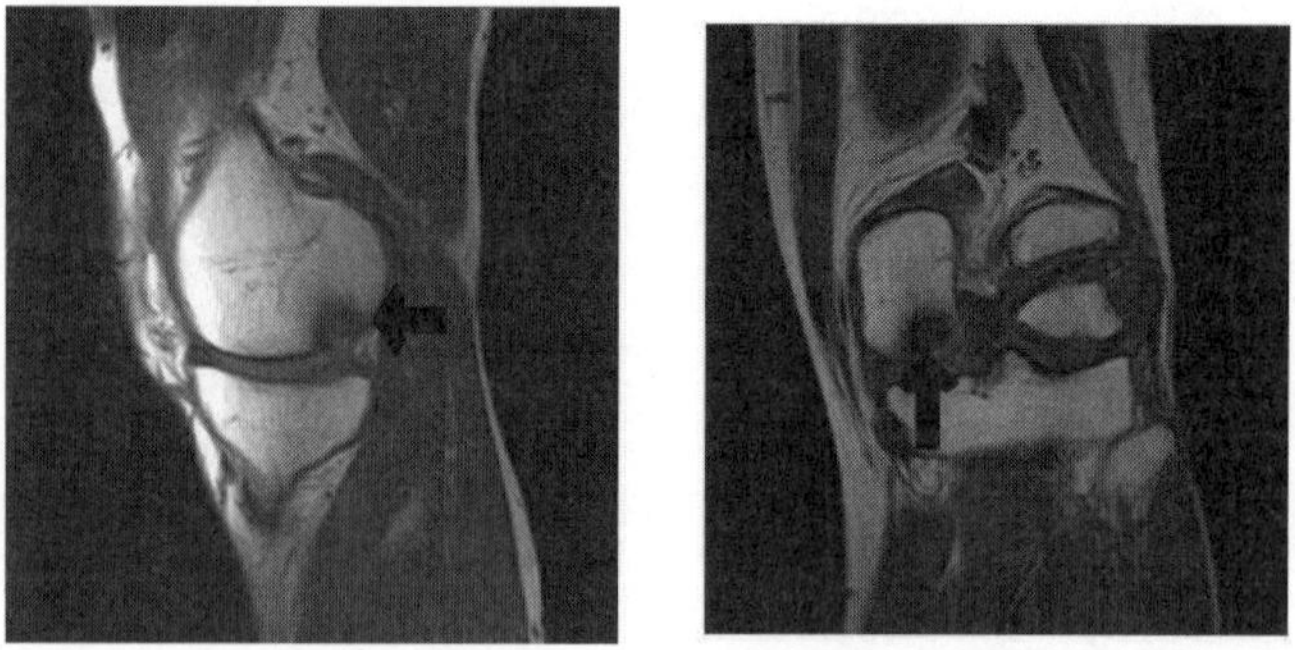

図2　著者の膝のＭＲＩ　黒っぽい部分（矢印）が壊死している

骨が合わなくなっている（図2）ための痛みであること、全身麻酔での手術が必要であることが判明しました。同じ左膝だから30年前の手術関連だと誰もが思っていたのに、全く別、骨の問題だったわけです。ただ、1センチというのは膝関節面のごく一部。この小範囲が接合不良なだけでこんなに痛いということは、関節を構成する骨同士が当初は接合不良だらけだったなんて考えられない、最初からほぼキッチリ接合するようになっていたのだということ、そしてその事情は股関節でも足関節でも全く同じだから、これまた進化など有りえないと明瞭に示していました。正直言うと、実体験はもう結構だったのですが。

それはともかく、私は震え上がりました。同じ手術を受けた人はそれほど騒いでいなかったのに、自分は背中からの麻酔（硬膜外麻酔、という）も含め、恥ずかしいほど何度も痛み止めをお願いし、若いナースに坐薬を入れられ、拭いがたいトラウマとなったあの痛みと再び対峙する……痛みの恐怖以上に、学生だった当時はともかく外科教授をしている今、あまりみっともない真似はできませんが、なおかつ自制不能な状況を思うと、到底、自分の勤務先で手術を受ける勇気は出ず、旧知の医師が勤務する都内の病院での手術をお願いしました。さらに、30年前の有効性は大いに疑問でしたが、「私はひどい根性ナシなので」と、恥を忍んで硬膜外麻酔の併用をお願いし、それでも抑えきれない不安を抱えつつ手術を受けました。当日は、経験豊富そうな女性のお医者さんが麻酔を担当してくれました。

麻酔から醒めた私は、手術した左膝がさほど痛くないことに気付きました。当初は全身麻酔の名残だろうと激痛の出現を覚悟していましたが、何時間たっても痛みは軽いままで、その晩はぐっすりと眠りました。翌日も安静時の痛みは軽かったのですが、夕方、背中のテープが痒くて掻いてしまい、ほどなく背中が湿っぽくなり、30年前よりはるかにマシな痛みが始まりました。そう、硬膜外麻酔の管が抜けたのです。これでよくわかりました。

そう言えば30年前、医学部生だった私の手術の麻酔担当者は時の教授でしたが、硬膜外麻酔は「もうちょっと押してみろ」、「抵抗はどうだ?」と、その教授が研修医を指導しているのが背中越しに聞こえ、かなり怖かったのを思い出しました。今回と比較して明らかに30年前の硬膜外麻酔は効いておらず、だから私は他の方と比べてひどく痛がったのです。そうとは知らない私はこの30年、自分の我慢の足りなさを恥じてきました。何て情けないヤツだと、自己嫌悪すらしてきました。でも、そこまで落胆しなくてもよかったと知って慰められただけでなく、より大きな意味に気付きました。あの経験のゆえに、私は患者さんの痛みにかなり同情的で、我慢を強要しません。外科医という職業を選んだ私にとって、ケガも、手術も、効かない麻酔も、自分自身に対する気の毒な誤解も、価値あるレッスン、マイナスに見えて実は大きなプラスだったのです。

硬膜外麻酔ではもう一つ、貴重な実体験をさせていただきました。この麻酔は目的とする範囲の神経だけをブロックし、また、知覚神経だけではなく運動神経もブロックします。今回の硬膜外麻酔は有効で、術後の痛みがとても軽く抑えられた一方、反対側である右脚の大腿の運動神経にも効いたために、術翌日、私は右脚で立とうとしても関節が保持できず、くずおれてしまったのです。車いすへの移乗にも介助が必要でした。つまり大腿の神経だけがダメで他はすべて大丈夫でも、人間は歩くどころか立つこともできません。このことは、膝関節ができた時点でその前後の筋肉と、筋肉を動かす神経がすべて揃っていなければ立つこともできず、関節の存在はむしろ有害となること、そしてこれもすべての関節で同様なので、進化など有りえないと明瞭に示していることに気付きました。

ところが、これで終わりではありませんでした。

この手術の頃、『つらいとき　不安なとき』の出版が大詰めを迎えていたのですが、30年前の膝の手術に始まる私自身の救いの証も含まれていて、外来診察での衝撃とその後の煩悶、伝えられなかった感謝など、さまざまなことを否応なく思い返していました。

病床で慌ただしく原稿の最終チェックをしていた、術後4日目の月曜日のことでした。思いがけず、何と30年前の手術を執刀くださった大先輩が、私を見舞ってくださったのです。実はその先生は、定年退職後も諸病院で指導に当たっておられ、その日は私が手術を受けた病院においでになって私のことを聞き、ベッドサイドに来てくださったのでした。私はこの先生の手術を受けなければ、この先生の外来診療に接しなければ、おそらく真理に目が開かれることも、キリストに導かれることもなかったでしょう。手術の出来栄え以上に、その点で言い尽くせないご恩を感じていたその先生、感謝をお伝えする機会がなかったその先生が、唐突に、しかもあろうことか先方からお運びくださったことに、私は驚きと感激のあまり言葉を失うと同時に、都内のその病院を選んでいなければ有りえなかったこの再会がどなたのご采配であるかを思い、感謝に満たされました。今回の痛みも不安も不自由も、すべてのマイナスがひっくり返った瞬間でした。ギプスと包帯で固定された再手術直後の私の左膝を、さすがに先生は診察されませんでしたが、優しくこう語りかけてくださいました。

「一度ならず二度も手術することになって、気の毒だったね。大変でした」

予想外すぎて、そしてお伝えしたい感謝がありすぎたうえに他の先生もおられ、残念なことに私はうまくお応えできませんでした。でも、本当はこう言いたかったのです。

「いえいえ、もう一度手術することになったからこそ、また先生にお会いできたんです。手術を受けることができて本当に感謝でした。ありがとうございました」

私は膝のトラブルというマイナスを通して、一度目はキリストへと導いていただき、二度目は創造主の奇しい御業をありありと実体験でき、恩人に再会でき、心残りだった感謝を、後日、著書を贈ってお伝えできました(丁重な返書もいただいた)。否定的にしか見えない出来事の中に人智を超えた肯定的な意味があったことが後になって理解でき、今後遭遇するであろう苦難の日にも、その先にある目に見えないプラスを信じて歩んで行ける勇気をいただきました。

だから、今、辛い状況の方、不安を抱えておられる方にお伝えしたいのです、マイナスはプラスになることを。私たちの神様は、それがおできになる方であることを。

イエスは彼女に言われた。「信じるなら神の栄光を見る、とあなたに言ったではありませんか。」
（ヨハネの福音書　11章40節）

結　論――聖霊の宮

心臓は1分間に5リットルという、具体的に考えると途方もない量の血液を体に送り出しながら、そのうちの一部を自分自身で受けて生きている臓器です。

その一部とはわずか5％。残りの95％は「どうぞ全体で使ってください。皆さん、どうぞお使いください」と働いている、と聞けば、「心臓って、何てイイ奴なんだろう。何て素晴らしい臓器なんだろう」と感じますよね。確かにそのとおりですが、こういうイイ奴は私たちの体の中で心臓だけでしょうか。

例えば腸でさまざまな栄養が吸収されますが、腸は「これは私の働きの成果ですから、私のモノです」どころか、自らは栄養のごく一部を受けるのみ。大部分は「どうぞ全体で使ってください。皆さんでどうぞ」と機能しています。

肺はどうでしょう。肺で酸素を吸収しますが、肺自身もその一部は受けるものの、やはり大部分を全身に供給しています。腎臓の異常な血流集中ぶりをご紹介しましたが、腎臓自身は恩恵を受けているのではなく、全身の血液浄化のために過剰な負担を引き受けているだけです。

この観点からあらためて見てみると、私たちの体の中で、それ自身のために存在している場所はほとんどありません。すべての臓器や部分は自分のためではなく、互いに他者に貢献しながら全体のために働いています。実に麗しいではありませんか。聖書には

あなたがたのからだは、あなたがたのうちにおられる、神から受けた聖霊の宮であり、

（コリント人への手紙第一　6章19節）

という言葉があるのですが、事実、私たちの体はそういう状況になっているのです。もし我が身を省みて「確かに聖霊の宮だ」と思えなくても、私たちは胸を張ってよいのです。「そうか！　嬉しいなぁ！」ただし、前掲《ぜんけい》の言葉には続きがあります。

ですから、自分のからだをもって神の栄光を現しなさい。（同6章20節）

非常に良い体をいただいた私たちが、それを下さった方にどう応答するかが問われています。私たちは正しく高いセルフイメージを持ち、期待に応えられるように歩んでゆきたいですね。

ヘンな医者——あとがきにかえて

人体について一般の方にお話しさせていただくと、「今日のお話は、お医者さんなら皆、知っていますか。お医者さんは皆、人間は造られたと思ってるんですか」とよく尋ねられます。答えは「ＮＯ」。

私を含め、圧倒的多数の日本人医師は日本の教育、つまり「進化」という伝説（実は）を、まるで科学的事実であるかのように教え込まれて育っています、疑うことを知らない幼い頃から。みんな、今はともかく（失礼！）、昔は可愛らしかったんですよね。

学校で、博物館で、マスコミで、当然のように語られた「進化」が、まさかいまだに証拠を探している段階、実はかなり怪しい「説」にすぎないなんて知る由もありません。ほとんどの医師は一般の日本人同様、基本的に「進化は事実」と信じていますし、かつては私もそう信じ込んでいました。

そうなると、仕事を通して同じものを見ていても、あるいは人体は実にうまくできていることには気付いていても、あまり「なぜこんな機能を持っているのか」とは考えません。機能の由来なんて、生存に適したものが生き残った、進化して機能を獲得した、というのが答えだと漠然と思っているので興味がわかず、そういう観点からは検討しないわけです。

私も信仰の大先輩から「科学的な仕事をしているキミが、なぜ神を信じるのか、話してくれ」と言われるまでは、そういう観点から熟考したことがありませんでした。

他方、病気を適切に治すために知らねばならないこと、やらねばならないことは実にたくさんあります。どの薬を選べばよいのか、どんな副作用があるのか、この治療方法の長期成績はどうなのか、以前は効いていた薬が効かなくなったがどうしたらよいのか、この難しい病状に対する新しい工夫はないか……、果てしがありません。

おまけに実地臨床で対処せねばならない多くの用事、管理職には上の立場としての仕事があり、多少は研究だってやりたい、と来れば、人体の素晴らしさに感動しているヒマなんてないのが実情で、イチイチ考察して感動しているのは「ヘンな医者」ということになるでしょう。

ましてや、普通は興味を持たないであろう「機能の起源」なんぞを考察した挙句、科学的事実であるはずの進化を「間違っている」と言い出すとは、普通の医者からすると「宗教がかった」「アタマのヘンな」医者に見えるはずです。

日本の医学教育の問題

医者が人体を取り扱いながら、ほとんど「なぜ?」と考えないことについて、私は、医者の置かれている現状もさることながら、医学部の教育の影響が大きいと思います。

私が学生の頃、典型的な医学部の授業は以下のとおり。

「いいか、この病気はAという原因で起こり、出る症状はBとC。Dは出ることも出ないこともあって、検査所見はEとFとGが見られ、治療にはHという方法とIという方法があって、治る確率はHで△%、Iは◎%で、効果が乏しいときにはJという方法もある。治療の副作用はKとLとMで、いつごろ出ることが多くて、その対処はNだ。ハイ、覚えなさい。試験に出るよ……」

こういう授業が1時間目・内科、2時間目・耳鼻科、3時間目・産婦人科……と朝から夕まで、そして毎日のように繰り返されるとしたら、意欲的に取り組み続ける学生は偉大としか言いようがありません。臨床医学も基礎医学も似たり寄ったりです。

そして決定的なことは、医学部の先生は教育のプロではないどころか、本来の関心事は研究や臨床であり、学生教育に熱心に取り組んでいる先生は多くないことです。私は大学生の6年間(医学教育は4年あまりですが)、自慢じゃありませんが講義で感動した記憶は全くありません。出席はいい加減となり、入学当初の知識欲は極端に薄れました。もちろん、これは環境のせいではなく、あくまで私自身の責任ですが、「なぜ？」と考えさせる教育ではなく、一方的に知識を押し付けるだけの教育を何年も受け続けたことは事実です。

私は人体のすごさ・素晴らしさをご理解いただけるよう、心を込めてこの本を書かせていただきました。でも前述の方針に沿えば、この本だって恐ろしくつまらなく書くこともでき、そういうふうに書いていれば、このあとがきまで辿り着く読者はまずいなかったでしょう。

もう一つの点は、やむをえないことですが、「うまくいっていない状態と、その解決」に関心が集中することです。

正常な状態についての講義も一応はありますが、あくまでも異常を学ぶための序論であって、正常の素晴らしさはあまり強調されません。「当然、こうあるべきなのに……」と言わんばかりの扱いですから、学生は正常の素晴らしさを見過ごしてしまうのです。

もちろん、異常の解決には大きな意義があり、十二分に興味深くもあり、研究の世界には熾烈な先陣争いもありますから、基本である正常な状態の素晴らしさを余程強調されない限り、正常な状態について関心が乏しい医師など容易に「イッチョあがり」。

このような医学教育を受けてきた人が、卒業後に正常の素晴らしさに注目するのは、確かにかなり例外的でしょう。そういう状況下で、コトは起こりました。

バッシング

その日、久しぶりに恵比寿のハーベスト・フォーラムに向かう足取りは、軽くはありませんでした。

前月末の都内の「心臓外科医が語る驚異の人体」の講演は400人に迫る盛況。会衆の皆さんにも主催者にも喜んでいただき、大成功のはずでした。

ところが約10日後、某社の女性記者が事前相談なく、この講演の記事をインターネットに掲載しました。その記事は整合性にも論理性にも欠けた思いもよらぬもので、事後通告を受けた私が大慌てで全面修正した記事に差し替えてもらったのは3日後のこと。

しかし、時すでに遅し。私個人に対する猛烈なインターネット・バッシングが巻き起こったのです。

知人から教えられたサイトの書き込みは読み切れないほどに膨れ上がっていましたが、圧倒的多数が私の「意見」ではなくて私の「人格」を軽蔑と悪意に満ちて攻撃しており、中には隠し撮りの写真での私の外見を蔑むものや、ご丁寧に私を異常者呼ばわりする仮想書籍の表紙を作ってくれたものまでありました。著名人がネット・バッシングに傷つけられて自殺、なんて話があったように、確かにそこには底知れぬ人の心の闇が広がっていました。

ただ、バッシングが行われているサイトは由緒正しからぬものばかり、書き込みの内容は最初のひどい記事に基づくものばかり、書き込んでいるのは実はロクに物事のわかっていない人ばかりのようなので、当初、バッシングは不愉快でしたが笑い飛ばしていました。「創造主である神がおられる。聖書は正しい」との揺るぎない確信があったからです。

ところが、その数日後の古巣の心臓外科の同門会でこのことが大いに話題となり、私は嘲笑の的となりました。信頼していた先生方からも揶揄されたこと以上にショックだったのは、忙しいはずの心臓外科医にすらあの手のサイトを訪れる者がいる、ということは、今回のバッシングは現在の職場に影響する可能性がある、という事実でした。

「辞職させられるかもしれない……」

2日後、そんな不安を抱えたまま私はハーベスト・フォーラムに向かっていたのです。ただそれは単に祝日の月曜だったから、行けるから、であり、このことで慰めを求めて、どころか、何が語られるかも知らずに行った、聖書箇所はローマ人への手紙8章でした。

「あなたがたは、人を再び恐怖に陥れる、奴隷の霊を受けたのではなく、子とする御霊を受けたのです。この御霊によって、私たちは『アバ、父』と叫びます。

御霊ご自身が、私たちの霊とともに、私たちが神の子どもであることを証ししてくださいます。

子どもであるなら、相続人でもあります。私たちはキリストと、栄光をともに受けるために苦難をともにしているのですから、神の相続人であり、キリストとともに共同相続人なのです」（15―17節）

「キリストと……苦難をともにしているのですから……キリストとともに共同相続人……」


笑い飛ばしたつもりでした。事実を話している確信もありました。でも、そうは言っても無関係な職場に迷惑をかけるわけにはゆかないし、不名誉な思いで、孤独で、不安でした。しかも、その思いを共有してくれる人はいませんでした。

そんな私に、このタイミングでいただいた、この御言葉。そしてこの箇所から、神を否定する世界観と戦う苦難について語る中川健一先生のメッセージは実に感動的で、拝聴しながら、全能の主をお証しすることをやめる必要なんて全くないこと、このバッシングは共同相続人のしるしですらあること、そして何より、取るに足らない私をお用いくださっていることに、平安と喜び、そして感謝があふれ、涙が込み上げてきました。

おまけにその日は、いるはずの中川先生がその場におられず、その前日の日曜の集会のＤＶＤだったのです。

最初は「あれー？　何だー、先生いないんだ……」と残念に思いました。お渡ししたい雑誌もあったし、敬愛する先生と久しぶりに一言でも二言でもお話しできれば、とも思っていたのです。でもメッセージを聞き終えて、否応なく気付きました。

「これで先生ご本人がいたら、人前でみっともなく取り乱したかもしれなかった……」

偶然、で片づけるのはきわめて容易でありましょう。

でも、これはあなたのご配慮だったのではありませんか。

このメッセージをこのタイミングでご用意くださって……おまけに、昨日はおられた中川先生を、この日だけあえて他所で用いて……

何という奇しさ、何という愛でしょう。

主よ、十分です。ありがとうございました。人生初の禍の中にあって、人間によるいかなる言葉をもってしても与ええないであろう、慰めと、希望と、勇気を、中川先生を通してあなたご自身が下さったことを知りました。私は恐れずに語り続けます。どうぞこれからも用いてください。心から感謝します。御名を賛美します。

ＳＤＧ

増補改訂版のエピローグ

ある穏やかな日の午後3時過ぎ、遠方の馴染みのない開業医から患者紹介がありました。「高血圧と軽い認知症の80代男性が昨晩、嘔吐があって今朝から活気がなく、ふらつきがある。脳梗塞を疑って近隣の病院に依頼したが、全部断られた。貴院で診てほしい」

遅めの時間でしたが、随分お困りの様子なので引き受けることにしました。内心、「感染か何かの嘔吐による脱水で、点滴すれば数日で良くなるだろう」という皮算用がありました。

患者さんは救急車で来院し、血圧も脈拍も熱も正常。何となく活気はないが、私の軽口を上手に返す余裕があり、別に痛いところもないとのこと。職員の終業時刻の5時近かったので、「予想どおり軽症だけど、とりあえず入院ね」と診察もそこそこに、通常の採血など以外に、なぜか普段の私ならまずしない腹部CTをオーダーしたのです。戻ってきたCT画像を見て驚愕しました。そこには異様な塊、より正確には壊死しつつある腸管のようなものが写っていたのです。慌てて患者さんのベッドサイドに飛んで行っておなかを触診すると、つい先ほど、どこも痛くないと言っていた患者さんが「そこ、痛い」。

まだ全身状態は崩れておらず、血液検査も極端に異常ではないものの、これは一晩、放置したら大変なことになる、血流障害で腸が壊死する絞扼《こうやく》性イレウスという急性腹症。手術してくれる高次医療機関を急いで探し、患者さんを転送した時は8時近くになっていました。転送先の病院はその夜手術してくださり、やはり絞扼性イレウスでしたが、何とか間に合って腸を切除せずに済んだそうです。このケースは私に重要な教訓を与えてくれました。

極端にリスクが高い心臓外科を離れ、救急車を受けるとはいえ慢性期の患者さんが主な対象となり、確かに気の緩みがありました。職員の勤務時間に配慮するあまり診察不十分なまま対応を急ぎましたが、もし私が痛がってもいない腹部のCTなんてオーダーしなければ、あの晩、悲惨な事態になったはず。これは「呆けていようが何だろうが、ひとは皆、私の作品だ。お前は常に心を込めて当たれ。今回だけは赦す」という神からのメッセージでした。

近年、日本人が疑いもしなかった科学や医学の世界でも時々、醜悪な捏造や歪曲、隠蔽が暴かれて汚れを露呈していますが、科学分野の醜聞の元祖はズバリ進化論です。日本人はこの虚偽まみれの俗説を確立された科学的真実であるかのように教わり、数々の捏造の事実は伏せられ、人間は生命ですらない物質から進化したと、無神論や理神論（神は存在するが人間に関わらない）を信じ込まされます。そうではなく、本当は私たちは神の最高傑作なのか、皆様が御自分の信念を公平に再検証なさるのに本書がお役に立てば幸いです。　ＳＤＧ

謝　辞

本書は、雑誌「Creation Research」に連載した「創られた生命の輝き」の原稿に加筆したものです。私に考える契機をくださった五宝商事の故・佐藤丈史さん、多面的にご指導賜り、推薦文まで書いてくださった中川健一先生、単行本化を快諾してくださったクリエーションン・リサーチ・ジャパンの皆さん、執筆を勧めてくださった水村美智子さん、わかりやすく楽しい挿絵を描いてくださる水村光宏さん、いのちのことば社の田崎学さん、そしてすべてのオーガナイザーである神に心から感謝します。本書を通して、1人でも多くの方が創造主である神がおられることを理解してくださるよう、願ってやみません。

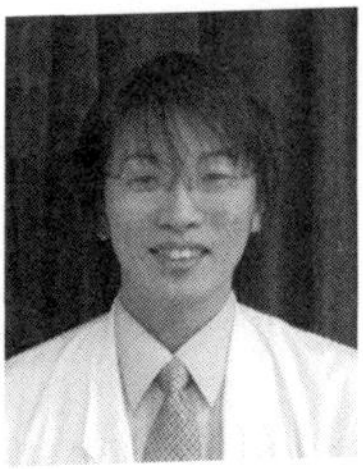

著　者

今中和人（いまなか・かずひと）

(医)朗源会 おおくま病院 副院長。

2022年まで、埼玉医科大学総合医療センター 心臓血管外科教授として、毎年100例内外の心臓・大動脈手術に従事。

心臓血管外科専門医・修錬指導医、循環器専門医、外科専門医。

1988年、東京大学医学部卒業。医学博士。

著書に『つらいとき 不安なとき 立ち上がる力 ── 健康より大切なものがある』（いのちのことば社）がある。

クリスチャン心臓外科医【いまなかチャンネル】
www.youtube.com/@imanakachannel

増補改訂版 **あなたがどこから来たのかわかる本**
── 心臓外科医と探る生命の神秘

2024年 6 月10日発行
2024年 9 月20日再刷

著　者　今中和人
印刷製本　モリモト印刷株式会社
発　行　いのちのことば社
〒164-0001 東京都中野区中野2-1-5
電話 03-5341-6923（編集）
03-5341-6920（営業）
FAX 03-5341-6921
e-mail:support@wlpm.or.jp
http://www.wlpm.or.jp/

新刊情報はこちら

ISBN978-4-264-04489-5